ハンセン病最初の女性医師
服部ケサ
鈴蘭医院へ

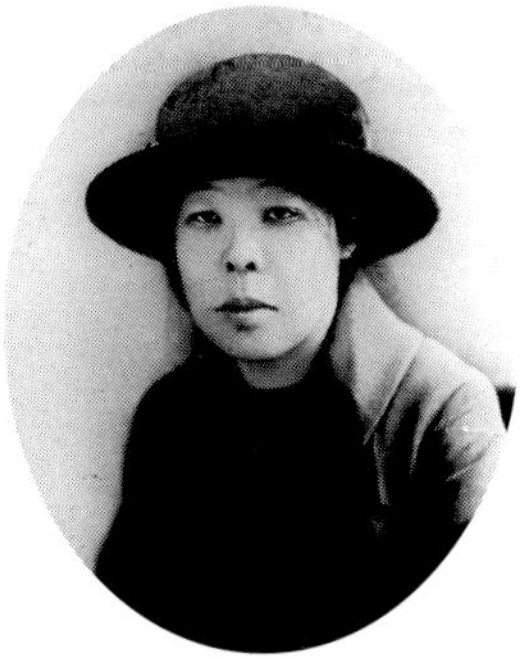

Takeda Fusako
武田房子

幻戯書房

目次

ハンセン病最初の女性医師　服部ケサ

鈴蘭医院へ

凡　例

一、旧字体、俗字は、原則として新字体に改め、難読漢字には適宜ルビを付した。
一、仮名については、変体仮名をのぞき、基本的に原本に従った。
一、底本の明らかな誤植と思われる箇所は訂正した。
一、本文中、著者による註釈を〔　〕内に示した。
一、本書引用文献中には今日からみると不適切と思われる表現があるが、歴史的資料であることを鑑み、そのままとした。

一　草津高原

1　草津の高い空

群馬県吾妻《あがつま》郡草津町、というよりも草津温泉と言った方が通りは早いだろう。標高千二百メートルにあるここは高原の温泉町である。湯煙を上げて温泉が湧き出している湯畑を背に、旅館、ホテルが軒を連ねね観光客でにぎわう温泉街を通り抜けて東の方へ向かうと、急な下り坂になる。滝下通りである。道の下に湯川《ゆがわ》が流れているが、暗渠《あんきよ》であり流れは見えない。坂を下りてまもなく、町営の「大滝の湯」の建物がある。これは一九八三年(昭和58)に建てられたものである。道路は続いているが坂を下りた崖下のその辺りは、湯川沿いの谷間であり、かつて湯之沢部落と呼ばれて人家が密集していた所である。今は全くその面影はない。自然消滅したのではなく、集落は一九四二年(昭和17)に全てきれいに取り払われたのであった。

湯之沢からさらに東へ行くと、草津の温泉街から約二キロメートルのところにハンセン病医療施設の国立療養所栗生《くりう》楽泉園がある。湯之沢に住んでいた人たちの多くはここへ移っていった。それが目的の国立療養所設立であった。

観光目当ての温泉客の目には届かないが九十年の歴史を持つこの療養所は町の人には知られてい

る。草津温泉バスターミナルからタクシーに乗り「楽泉園」と告げると、観光地草津温泉ではなく生活の場としての草津町の顔を垣間見る感じがした。草津町の中に根を下ろしていたのだろう。職員の多くは草津町や近辺の町村から来ていた。

温泉街から楽泉園へ行く途中に楽泉園の職員宿舎、鈴蘭官舎がある。ここは三上チヨが造った鈴蘭園の跡地で、鈴蘭区という草津町の行政区である。鈴蘭区を過ぎると右手に草津町の公園墓地があり、その手前に「コンウォール・リー女史墓所入口」の標識が立っている。その案内に従っていくと、そこは草津聖公会霊園である。この墓地は聖公会ばかりではなく、ホーリネス教会の墓地も隣接し、共に本来の死者の安らぎの場として大小の古い墓石と納骨堂が残っている。墓石の没年齢を見ていくと四十歳止まりという印象である。

ここはコンウォール・リーはもちろん、湯之沢で働いた服部ケサ、三上チヨという二人の女性、また宿沢《しゅくさわ》薫や安倍千太郎という人物も、ひっそりと生きた人々も、共に眠っている。古い墓碑の中にあって「三上チヨ之墓」が比較的新しい。それでもこの墓碑が建てられてから四十年以上になる。

十一月二日はキリスト教で死者の日だという。

一九七八年（昭和53）の十一月二日午後一時からこの霊園で「三上チヨ之墓碑建碑式」が行われた。主催は「日本基督教救癩協会」（Japan Leprogy Mission ＝ＪＬＭ）であり、司会はＪＬＭ理事島崎紀代子、司式は草津聖バルバナ教会の北村礼二司祭であった。三上チヨ本人の希望により墓は苔むした「女医服部けさ子の墓」の隣に建てられた。十一月初めの高原は冬を迎える季節とはなっていたが、よく晴れ渡り高原の澄んだ深い青空を見せていた。赤松も白樺ものびのびと真っ直ぐに高く空に向かっていた。

三上チヨの墓碑には聖書より《幸福なるかな義のために責められた者　天国はその人のものなり》ということばが刻まれ、服部ケサの墓碑には同じく《主に在りて死ぬる死人は幸福なり　彼等はその労役を止めて息まん　その業之に随ふなり》ということばが刻まれている。それぞれの生涯にふさわしい聖句を選んだのだろう。

三上チヨはこの年、一九七八年（昭和53）七月八十六歳で亡くなった。傍らの墓の主服部ケサは、はるか以前の一九二四年（大正13）に四十歳でその生涯を閉じていた。三上チヨは服部ケサの二倍以上生きたことになる。明治半ばに生まれた二人はその生涯をかけた仕事をこの草津で始めたのであった。若き日の信仰を共にする同志であったから、三上チヨはその意志により出発点の草津に、また同志の服部ケサのもとに安らいだ。そうしたかったのだろう。主催者は彼女の希望をかなえた。

志半ばで倒れた服部ケサは三上チヨのために心からの深く熱い祈りを残していた。一片の紙片に書かれた祈りの言葉であった（「服部女史のおもひで」以下「おもひで」と略）。三上チヨを思う心からの真剣な祈りの言葉は後々まで三上チヨの支えとなった。同志同労者であった服部ケサの死に茫然自失していた三上チヨは、残された服部ケサの手文庫を整理していて、その中に祈りの言葉が書かれた紙片を発見した。三上チヨを思う心からの祈禱であったという。どのような祈りの言葉であったか今はわからない。その紙片は残されておらず、三上チヨがそう書き残したのである。二人はクリスチャンの医師と看護師であり、その出会いは、服部ケサを草津湯之沢へと導いた。二人の生涯をかけた仕事はハンセン病、というよりもいまだ癩《らい》、と言われた病者への治療と伝道であった。服部ケサの死後「救癩」ということばで表されることになる仕事であり、服部ケサはハンセン病に関わった女性医師の第一号であった。

「服部先生と三上先生のお墓には花の絶えることがない」と、三上チヨの墓が建てられたその頃に聞いていた。栗生楽泉園に入所している人々の献花であった。楽泉園の人々にとって二人は身近であった。楽泉園にはその頃八百人ほどの人々が暮らし、人々は元気で、献花に歩いて訪れていたのであった。

生前の服部ケサにも三上チヨにも接したことのある桜戸丈司さんに一九八五年（昭和60）にお話を伺ったことがある。すでに故人となられたが、桜戸さんは大正期に草津湯之沢の聖バルナバホームで少年の日を送った。その聖バルナバホームで服部ケサや三上チヨと日常生活のある部分を共にしていた。

少年の目に映った服部ケサは色白で背は低く、無駄な話をせずいつもにこにこしていた、そして病人の枕元でお祈りをし熱心に説教をした、という。三上チヨが事業家風で活動的なのに対し、服部ケサは極端に無口でじっと病人の枕元に座っていた、とその他の人々により伝えられている。いつもにこにこしていたというのは桜戸少年の目に映ったもののようであり、にこりともしない程の無口な人、というのが他の人々の印象のようであった。

そのお話の中で桜戸さんは服部ケサの死を「さびしい死」、三上チヨの死を「みじめな死」と言い表した。その時、桜戸さんは既に盲目となっており、東京都東村山市の多磨全生園《ぜんしょうえん》で療養所生活を送っていた。ハンセン病者であった桜戸さんに「さびしい死」と「みじめな死」と形容されたふたりの死は、どのような生の軌跡の結果であったのだろうか。ＪＬＭ（社団法人日本基督教救癩協会）の機関誌『ＪＬＭ』（５４９号）に載った「三上チヨ先生追悼歌」十六首のうちから五首を挙げておく。

ナイチンゲール章に輝く君の終りの日思ひはあまり悲しき限り（大野晃誌）
東京草津仙台沖縄に君が救癩の愛の十字架（桜戸丈司）
ハ氏病者みとりて過ぎし君の愛いつの世までも伝はりゆかむ（鈴木楽光）
慕はしき愛のまなざし甦へる棺の内の頬にふるれば（園　あゆみ）
うら若き君のみとりに心和み癒えがたき病に耐へて来しかな（隅　広）

2　「さびしい死」と「みじめな死」

服部ケサはひっそりとこの世を去っていった。その日は一九二四年十一月二十二日、年号はまだ大正であり、大正も十三年、季節も寒く草津では雪も積もる季節であった。

服部ケサはもともと身体が丈夫ではなく、心臓疾患もあるところに疲労が重なり、更にこの年の十月には腎臓炎も併発して起き上がることもできなくなった。月末には小康を得たので十月三十一日にかねてから準備をしていた新しい家へ移っていった。その家には「鈴蘭医院」の看板がかけられていた。だがその家で一ヵ月も過ごすことはなかったし、医師として働くこともなかった。出来なかったのである。

上町《うわまち》と呼ばれる草津温泉街を通り抜けて、湯之沢へ下る滝下通りにその家はあった。草津町字湯之沢五百七十―十五番地である。滝下通りを通っていく滝下口は湯之沢への入口の一つであり、七年間働き住んだ聖バルナバ医院とは目と鼻の先。歩けなくなっていたケサはわずかな知友と三上チヨとそして郷里から来ていた姉服部セツと共にその自分たちの新しい家「鈴蘭医院」へ移った。聖バルナバホームから独立して自分たち独自の仕事を始めようと計画していたのであった。

「服部先生は聖バルナバホームのみんなに見送られたくなかったんだ」と桜戸さんは言われた。なぜなのかは聞き漏らした。聖バルナバ医院で治療を行い、共に暮らした聖バルナバホームを出ていった。狭い湯之沢内であり、部落の人たちから離れる訳ではないけれど、やはり離れてゆくのは寂しくつらかったのだろう。この日服部ケサと三上チヨが新しい家へ移ったことを部落のほとんどの人は知らなかったという。

新しい家で服部ケサは病褥にありながらも希望に溢れ周りの全てに感謝していた、と東京女医学校時代の親友藤沢かめのは伝えている（「故服部けさ姉のことども」以下「ことども」と略）。自分自身では歩くこともできず他の手を借りるほどの病状であったのに、服部ケサは敬虔な態度で周りのあらゆる人に感謝の言葉を繰り返した。この病人はまた周りの人々を慰め励まし、自分自身の病苦を忘れた。そこにあったのは恍惚であったかも知れない。

数年来の全身浮腫もほとんどなくなり、気分も良く、十一月の二十二日は朝からとても元気であった。ケサは歓喜に満ちて絶えず笑い、話していた。心から打ち解けられる人々に囲まれていた。郷里福島県須賀川《すかがわ》から来ていた姉セツも、もう大丈夫だろうと思い、明日は帰ろうとしていた。病人のあまりのはしゃぎようを心配し、姉セツも三上チヨもケサの話すのを止めようとさえした。ケサはこのような楽しい興奮状態の許しを乞いながらも、希望はふくらみ、喜びと感謝で満ちあふれ、談笑は止まらなかった。異常な上機嫌であり、はしゃぎようであった。だが同日午後七時三十分、突然の死がやってきた。《心臓麻痺で天に召された》と藤沢かめのは書き残した。

看板を掲げたばかりの「鈴蘭医院」でほんの少数の人々が見守る中、服部ケサは亡くなった。そして世に知られぬままほとんど忘れられていった、関わった少数の人々の間を除いては。服部ケサに関することの多くは三上チヨを通して残された。

一九七二年（昭和47）夏、三上チヨは茨城県北茨城市の精神病院から、東京都清瀬市の信愛病院へ移された。八十歳になっていた。交通事故後認知症の症状が現れたため、北茨城市磯原の自宅から、閉鎖型の精神病院へと、入院していたのである。一九五四年（昭和29）六月に六十三歳で看護師の仕事を退いた後は磯原町住まいであり、ＪＬＭの理事をしていた。ナイチンゲール章受章後は磯原町の名誉町民になっていた。だが現在磯原町は北茨城市の一部となっているためか、その記録はない。

精神病院での三上チヨを伝える文章が残っている。

昭和四七年の春だったと覚えています。故後藤安太郎氏の命で私は磯原に三上さんをお見舞いに行きました。精神病院のものものしい鉄格子をくぐって三上さんの居室に案内されました。居室と言っても単独の部屋ではありません。雑居部屋でした。十畳位の部屋の隅の方に床をのべて三上さんは臥《ふせ》っておられました。胸の詰る思いでした。三上さんの枕元に近づいて座ると同室の方々なのでしょう、ものめずらしそうにぞろぞろと私の周りに集まって来て、子供のような単純な問いを他愛なく投げかけて来ました。三上さんは私を覚えていておられました。そして後藤氏のこと、また二、三の方々のことをあれこれ話しておられましたが、五分もすると、もう話のつじつまは合わなくなっておりました。（井藤信祐「貧しく、清く」『ＪＬＭ』５４９号）

いつ精神病院に入院したのか今では分からなくなっているのだが、生涯独身であった三上チヨの晩年であった。老齢に加え月々三万円程度の年金では生活も成り立たなくなっていたのである。全生園の後輩看護師たちが送金したこともあるという。有料老人ホームは寝たきりでは世話を見切れず、特別養護老人ホームは順番を待たなければならないため、周りの人は認知症を理由に三上チヨを精神病院に入院させた。おむつをさせられ、そのおむつは新聞紙であったと、お見舞いに行った後輩の看護師は話した（'99・9・16「聞き取り」）。

茨城県の精神病院へは多磨全生園の医師大平馨と看護師肥沼ウメ子が迎えに行った。そして全生園の職員・患者の有志が「三上チヨを守る会」を結成した。一九七二年の九月にはその救援募金も始まった。

信愛病院に入院した三上チヨは精神病院時代よりは健康を回復し時折笑顔も見せるようになった。それからの六年間を三上チヨはこの病院で過ごす。いわゆる寝たきり老人であった。その頃はまだ寝たきり状態に何の疑問もないのが一般的であり、リハビリなども行われなかった。クリスマスには全生園の後輩の看護師たちが三上チヨの枕元に集い、チヨの好きな讃美歌を歌い共に祝った。聖書を朗読し合い、祈り合い、最後はチヨの祈りでしめくくった。彼女の声は聞き取れなかったが、童女のような笑顔であった（井藤信祐「貧しく、清く」）と伝えている。

服部ケサは生前の日記に、《老いた女の一人身をつく〲哀れにおもふ》（大正6・5・25）と記していたが、その頃そのように考えることもなかっただろう三上チヨにその「老いた女の一人身」が真っ向から襲ってきた。だが血縁に頼らぬ生涯の働きは、そしてその仕事の内容は最晩年に「三上チヨを守る会」を結成させた。現在から見てその仕事にどのような批判があろうとも、それは事実であった。

一九七八年（昭和53）七月十八日朝、三上チヨは信愛病院で安らかに息を引き取った。その夜は信愛病院付設の信愛教会で通夜。翌十九日に全生園の秋津教会に遺体は移され、同日午後ＪＬＭ主催で葬儀が行われた。司会ＪＬＭ理事萱沼孝文、式辞は信愛教会牧師川端由喜夫。弔辞、多磨全生園々長大西基四夫・多磨全生園患者自治会代表松本馨・日本看護協会々長大森文子・沖縄愛楽園総婦長知念芳子・多磨全生園入園者吉田哲郎・栗生楽泉園名誉園長阿部秀直・ＪＬＭ理事林富美子であった。その時の様子を再び前掲の「貧しく、清く」から引用する。

弔辞は、それぞれがこころのこもったものであり、生前の三上チヨさんの人柄が、救らいにその生涯を捧げた男まさりの闘志が偲ばれるものであり、聞く者の心に強い感動を与えましたが、特に多磨全生園の吉田哲郎さんの告別の言葉は、参列者一人一人の胸を鋭く突き刺しました。吉田哲郎さんは、らいによる盲人です。かつては三上チヨさんの開設した草津の鈴蘭病院で、三上チヨさんのお世話になったこともある由で、その言葉は訥々と悲しみに重くありました。そして彼は叫びました。「ナイチンゲール章がなんだ！　勲四等がなんだ！　鼻紙代にもなりはしないでないか、そんなものをくれるよりか国は、社会は、三上チヨ先生の老後の生活がなんとかなりゆくように考えてやるべきではなかったか」と。式場は静まりかえりました。しわぶきの声一つ聞こえず、ただただ悲しみとおさえがたい嗚咽の波が式場の患者席の方から、ひたひたと高まって来ておりました。

生涯働き続けた者が老いの日々を豊かに過ごせなかった。老齢が重なるにつれ日常生活に手助けが必要になっていくのは当然であるが、看護師という職業を選んだ結果であった。本人にはなんの悔いもない生涯であったろうが、「ナイチンゲール章がなんだ！　勲四等がなんだ！　鼻紙代にもなりはしないでないか、そんなものをくれるよりか国は、社会は、三上チヨ先生の老後の生活がなんとかなりゆくように考えてやるべきではなかったか」という叫びは多磨全生園の入園者から出たのである。桜戸丈司のいう「みじめな死」とはこのような死を意味していたのだろうか。吉田哲郎の叫びはまさに正鵠を得ていた。根底に女性の低賃金がある。

3　栗生楽泉園

群馬県吾妻郡草津町にある国立療養所栗生楽泉園は一九三二年（昭和7）に、国立のハンセン病療養所としては前年の長島愛生《あいせい》園（岡山県）に次いで二番目に設立された。現在楽泉園の創立日は十一月十六日になっているが、実際の開所日は十二月十六日であった。

一九三四年（昭和9）十一月十六日に群馬県下での陸軍特別大演習に際しての海江田侍従長来園を記念したのと、十二月は草津の厳冬期でもあることから、一九三四年以降創立日を十一月十六日としたのである。

白根山を間近に望み浅間山を遠景に見る。園名に取り入れられた栗生を始め、水ノ窪、芳ノ窪、沼尾原などの旧字《あざ》名を持つ、約七三万平方メートルという広い土地が栗生楽泉園となっている。尾根から窪地まで起伏に富む敷地を持つ山の療養所である。楽泉園の開所から間もない十二月二十八日にはじめての入所者があり、入所者は徐々に増えていった。

栗生楽泉園が設立されたのは、直接には一九三〇年（昭和5）第五十九回帝国議会で「草津療養地区設定予算」として私有地買収費十二万円の予算が計上されたことによる。

国立療養所の設立以前に出来ていた公立の全生病院《ぜんせい》（現多磨全生園）や北部保養院（現松丘保養園・青森県）など五カ所のハンセン病療養所は全て府県立であり「療養ノ途ヲ有セス且救護者ナキモノ」（法律第十一号）を対象とし、費用は原則として「被救護者ノ負担」（同）であった。

一九〇七年（明治40）に制定された法律第十一号「癩予防法ニ関スル件」を根拠に設立された府県立の療養所は「療養ノ途ヲ有セス且救護者ナキモノ」、つまり病気にもかかわらず治療はおろか何の保護も受けられず、また病気ゆえ生活の手だても住む家も失い彷徨っていた者を対象としていた。最低限の衣食住の提供である。それら病者は「浮浪癩」と呼ばれ、公衆衛生法としての法律第十一号から取り締まりの対象となった。

これら公立療養所は、病者が収容されたとしても、その費用が無料ということではなかった。扶養義務者を探し、見つかり次第、扶養義務者は費用を負担しなければならない。扶養義務者への迷惑を恐れた者は身元を明らかにしなかった。扶養義務者がいて保護・治療が受けられるなら浮浪などしないのであるし、それ自体矛盾である。天涯孤独である者がはじめて最低限の、医療ということよりも無料の衣食住の提供を受けられたのである。

まず最初に血縁、次いで地域社会で助け合うというのが江戸時代から変わらない、当時の「救貧」の考え方であった。隣保相互扶助で担えきれなくなると市町村の救助となり、救助は道府県から国へという順序を踏んでいく。「救貧」と、医療である「病者救護」は本来別であるが、慈恵的な考え方やシステムは同じであった。扶養義務者がおらず被救護者自身も費用を負えないということになってはじめて道府県が負担し、その道府県負担の六分の一から二分の一を国が補助する。国はあくまで最後であり、しかも全額負担する訳ではなかった。当時の日本人の多くは医療から見放されていたのである。まして浮浪せざるを得ない者たちが医療の恩恵を受けられるはずもなかった。

公立療養所が出来た当初、療養所の管理運営の問題点は、この費用負担能力のない病者に負担を求めることと（厳密に言えば公立療養所の問題ではない）、浮浪していた者の中には浮浪せざるを得ぬゆえに犯罪との境界線を出入りしていた者もおり、その管理であった。裁判所は被害者が訴えても癩ゆえに取り合わなかったり、判決を下してもその執行は癩ゆえに延期したり、一部の者には治外法権になっている、という管理者側の経験と認識があった。したがって法律第十一号の何度かの改訂は、この二点に絞られていく。

その問題点解決のために第一点として、療養所長に入所者に対する懲戒検束権を与えた。また第二点として、浮浪者ばかりではなく有資力者や扶養義務者がいる者も入所可能とした。一九三一年（昭和6）には、本籍氏名を告げずに療養所に入ることも可能とし、法律第十一号は新たに法律第五十八号「癩予防法」として公布された。この前年には今まで患者の死因を癩としていたことを止めて直接の死因とすることも、療養所長会議で決定した。栗生楽泉園はこの法律第五十八号「癩予防法」の下で運営されていくことになる。癩ゆえに一部の者に治外法権の状態を許したのは司法関係者の責任である。存在する法律を一部の者に適用しないということが治外法権的状態であり、悪法であっても法律がありすべてに適用することは治外法権的状態ではない。法律自体の問題である。

裁判所が治外法権的状態を決して許さなかったとしても療養所長に懲戒検束権を与えたのだろうか。

近代日本の医療政策は「衛生」から始まっている。衛生は殖産興業・富国強兵のためには欠くべからざる問題であり、明治政府の重要政策の一つであった。それは資源としての人間の問題でもあった。衛生行政は「国内安寧人民保護」を謳う中央省庁の内務省に属したが、内務省は衛生局と共に行政警察としての警保局も抱えていた。明治初期の司法警察よりもこの時期になった行政警察は日常の治安維持をその目的とし、能動的に犯罪予防に取り組んでいく。

医療政策としての衛生行政は、一八八六年(明治19)に完全に警察行政に組み込まれ、その一環となっていた。衛生行政のうちで、医薬品の取り締まりや医師等の身分制度に関するものの他は防疫対策であり、その防疫対策は警察行政を中心としていた。病者救護は病気ではなく病者という「人」に焦点を当てており、内務省でも地方局の管轄であった。病者貧者の問題を地方自治体に下ろしているということは、国家としての病者貧者対策はなきに等しい。病者救護ではなく防疫対策としての公衆衛生法による限り、浮浪癩の取締りは当然警察力による。その中には「刈り込み」という強制収容も行われたが、これも当然警察力による。もともと東京養育院の始まりも、一八七二年(明治5)のロシア皇太子来日の前日に非人頭(前年に非人の称は廃止になっていたが)車善七を使っての約二百五十人の「乞食狩り」である。浮浪者の強制収容であった。対外的な体面からの処置であった。乞食狩りも刈り込みも、考え方の根は同じである。一九六四年(昭和39)東京オリンピック時に東京の街頭から浮浪者が一掃され、精神病院に収容されたのも、考え方は同根である。現在も「山狩り」や「○○刈り」という言葉は死語とはなっていない。「乞食刈り」の対象となった者の中にもハンセン病者はいただろう。

日本の衛生行政が警察力による取締り行政を中心としたことは、社会的な偏見がある病気や急性伝染病などでは殊に、警察力が関与することになった。癩対策としての法律第十一号（明治40）が制定される以前から衛生行政は警察行政の一環であった。であるから一九〇九年（明治42）設立の第一区府県立全生病院の初代院長が警察官僚であっても何の不思議もない。

衛生行政が警察行政の一環となり、その中で公衆衛生法としての法律第十一号が癩対策として制定されたことはその後のハンセン病政策の性格を作っていった。

法律制定時の内務省衛生局長窪田静太郎が「癩予防制度創設の当時を回顧す」（『社会事業』昭和8・8）の中で《癩患者の処置と言ふ事に二様の意義方面がある。一つは伝染病と確定した癩の公衆に対する伝染の予防事業たることと、一つは癩患者その人の保護救済と言ふ事》と書いているように、予防と保護という二つの面を公衆衛生法の一つの法律で解釈実行したのである。

窪田はこの中で、病者保護を主管する内務省地方局長は①癩は遺伝だから対策を取る必要はないということと②地方公費の負担増から反対したので、衛生局長たる自分が衛生局の分野としての伝染予防を理由としながら保護を目的に法律制定をした、という。急性伝染病に対する法律制定は明治三十年代で一段落し、慢性伝染病の対策が問題となってきた時期であった。窪田は慢性伝染病の対策としてはハンセン病よりも結核や梅毒の方が先であると考えていたが、病者救護は緊急事であるし、世論にも押されたという。このように制定当初の法律第十一号は「病者救護」を目的としていたのである。

病者保護を目的としながら、警察行政の下での取締りを主とした衛生行政の一環となったことは、窪田の意図をはるかに越えて、病気予防と病者保護の合理的統合が考えられぬまま二重の意味を抱え続けることになった。明文化されれば、法律は明文化されたものに沿っていく。法律十一号を第五十八号に衣替えさせたことは、その公衆衛生の性格を明確にした。法律第五十八号は公衆衛生を主眼とした。

窪田の指摘通り、伝染病と確定した病気ならその予防対策を構ずる必要はあるし、浮浪せざるを得ない病者を保護救済する必要もある。それは個々の地域対応では応じきれなくなっており、国家的な対策は必要であったろう。ただ前述のように、医療政策は即ち衛生行政であり、衛生行政は警察行政の一環となっていた。したがって病者保護を主管する内務省地方局の立法ではなく、「伝染病予防」を目的とする内務省衛生局の立法であるゆえに、医療者個々人の行動や思想がどのように善意に満ちていようとも、法律に基づく限り、取締りを中心とした警察行政の一環となることはまぬがれなかった。病者保護を主管する内務省地方局長は動かなかったのである。

その上保護を目的として法制定したと書いている窪田静太郎でさえも「貧民救済制度に関する意見」(『大日本私立衛生会雑誌』197号)に見られるように、現在からは惰民観を指摘されている。それは保護ということにも一定の枠がはめられることになる。

「社会福祉」はおろか「社会事業」という言葉さえ出てこない時期の病者保護は、為政者の惰民観に基づく慈恵的なものであった。社会の問題という視点は未だ芽生えず、社会に広がりを持たない点としての個人の慈善事業のみが認識されていた。これらは法律第十一号、癩予防法制定時の全般的傾向であった。

4　谷間の「楽園」

栗生楽泉園が群馬県草津町に作られたのは地理的条件として療養地に適するからではない。草津は千二百メートルを超す厳冬の山間僻地である。当時は交通機関としては草軽電鉄が唯一であり、冬の積雪や零下四十度にもなる気温を考えればハンセン病療養の適地とは言い難い。この地に療養所が設立されたのはひとえに湯之沢部落の存在からであった。そしてまた湯之沢部落が出来たのは病気に効くという草津温泉が事の始まりであった。湯之沢部落は、一九四二年（昭和17）に人為的に消滅、つまり解散させられたのだが、消滅と同じように生成もまた人為的であった。湯之沢は当時はもとより後年までもハンセン病者の間では住み良い所として知られ、回想された。

ハンセン病は貧しさが要因となる社会的な病気であり、国や地域全体が富み栄養状態や衛生状態が良くなれば消滅していく病気であるという。江戸時代まではもちろん、近代でも明治の日本は栄養状態も衛生状態もまだまだ悪く、社会全体が貧しかったのである。日本の農山村、都市の細民街は日本の貧しさをもっとも引き受けていたのであり、他の病と共にハンセン病者も当然出すことになった。

病気になれば誰しも回復を願う。病気そのものは富者貧者を問わない。持たざる者は医療から遠い。持てる者は、持てる物全てに代えて病の癒えることを願った。手に入る薬は遠くからでも求め、良いと言われるあらゆる療法を試みる。その中には怪しげな売薬も傍迷惑な、また猟奇的な療法もあっただろう。温泉が良いと聞けば温泉へも行く。草津温泉はハンセン病に効くと聞けば試みる。和歌山の湯の峰温泉にも行く。神仏にもすがる。四国八十八カ所巡りが良いと聞けば、四国巡礼を行う。加藤清正はハンセン病を治すと言い残して死んだ、と聞けば、清正に関係のある九州熊本の本妙寺に向かう。お題目を唱えて日蓮の功徳に縋ろうと山梨県身延山に集う。そうこうするうちに治療のための資金も底をつく。

長い間遺伝と考えられていたから、人々は病者が出るとその一家眷属を避けた。それゆえ他の家族を守るため家族は病者の存在を隠し、病者は人目のつかない土蔵の奥深くに息を潜めて暮らしていたとか、家族の迷惑を考え家を出て放浪したとかいう話はたくさん残されている。ただ遺伝と考えられている限りは病者やその一家眷属に対する差別はあっても、病気病者への危険視はなかっただろう。生産力の低いそれ故貧しい農山村でも村落共同体に定住している限りは、それは農山村の生産力に倣うものであるが、何らかの生活手段はあり得ただろう。

しかし、病が重くなり定住地を失い放浪せざるを得なくなった病者にはどのような生活の手段があり得たか。意志の有る無しに関わらず、明らかに病者とわかる者を雇うことはなかったろうし、肉体を損傷した者にとって働くことはほとんど不可能であった。何よりも、健康者にとっても生活を維持するだけの働く場は少なかった。人々の同情を誘いそれに縋ること、つまり乞食を生業とする以外に何があっただろうか。「浮浪癩」というのは、ハンセン病のために浮浪するのを余儀なくされた者の云いである。その中には犯罪との境界線を出入りしていた者もあったろう。

ただ社会事業という言葉も福祉という言葉も概念もなかった当時、浮浪していたのはハンセン病者だけではなかった筈である。定住のかなわぬ、他者の手を必要とする老いた者、病を得た者、保育者のいない幼い者、かれらは大多数社会の最下層で呻吟していた。定住するところがなければ神社仏閣の境内、火葬場、墓場をねぐらとし野宿した。このような中に浮浪癩と呼ばれたハンセン病者は何の違和感もなく存在し得た。

浮浪するハンセン病者はもとより、他の幼老病者を対象とする社会政策はなきに等しく、民間の活動も「慈善」という言葉で表される「点」としての個人の活動があるのみであった。彼らが医療からも見放されていたのは当然であった。少数の者を除き、日本の多くの人々は医療から見放されていたのである。そのような環境では神仏にも縋るだろうし、俗信にも惑わされる。時には人骨人肉が効くという猟奇的な世界にも入り込む。

一八七三年（明治6）にノルウェーのアマウェル・ハンセンによって病原菌が発見され、ハンセン病というのは癩菌による伝染病であるとされた。ハンセン病という呼称は癩菌の発見者ハンセンに依っている。病気の発見者ではない。病気そのものは日本にも古くから存在していた。それ故、日本人の大部分（乳幼小児以外）はハンセン病に対して免疫がありハンセン病の大流行はあり得なかった、と現在では考えられている。

癩菌が発見されハンセン病は伝染病とされても、明治の日本の、定住を拒否されたハンセン病者は前記のような状態に置かれていた。国家からも社会からも、家族からさえも見捨てられていた。ただ遺伝と考えられている限り浮浪者取締りの対象になっても伝染病取締りの対象ではなかった。

すべてから見放されたハンセン病者を見るに忍びなく救護所を設けて受け入れ始めたのは、近代では、多くは内外の宗教者たちであった。一八八九年（明治22）にテストウィド神父（フランス）が静岡県御殿場に神山《こうやま》復生病院を設立、一八九四年（明治27）にヤングマン（アメリカ）を中心に基督教好善社が東京に慰廃園（日本人責任者大塚正心・かね夫妻　大塚かねは作曲家山田耕筰の叔母）を、一八九五年（明治28）にリデル（イギリス）が熊本市黒髪に回春病院を、一八九八年（明治31）にコール神父（フランス）が熊本市に琵琶待労院を設立した。一八七二年（明治5）に後藤昌文《しょうぶん》が東京柏木鳴子町に私設癩病舎を設けてはいたが、後藤以外は皆キリスト教の宣教師たちであった。一九一六年（大正5）にコンウォール・リーが群馬県草津町に聖バルナバホームを作ったのもこの系列に属する。

後藤昌文はその後、一八七五年（明治8）東京神田猿楽町に起廃病院を設立し病者を受け入れ、その病者数は、一八八二年（明治15）度には四百二十人を数えた。この他に一八七四年（明治7）遠山道栄が岐阜県に回天病院を、一八八五年（明治18）に荒井作が東京本郷に衆済病院を設立したという。

また大阪堺の商人岡村平兵衛《へいべえ》は一八八八年（明治21）以来病者を自宅に引き取って世話をし、その数千数百名にのぼったという。平兵衛は家業が丁子油《ちょうじゆ》の製油業であったため、ハンセン病の治療薬として大風子油《だいふうしゆ》の効果を知りその製油法を工夫し、ついに大風子油の製法に成功した。特効薬プロミンが出現するまで大風子油はハンセン病にもっとも効果のある薬として、精製に優れていたためもあり、各療養所はもちろん、通信販売によっても各地の個人にも使われた。

岡村平兵衛が病者を自宅に引き取り始めた前年、ハワイのモロカイ島でベルギー人の神父ダミエンが亡くなった。ハンセン病であったという。ハワイではモロカイ島をハンセン病者の隔離島としており、ダミエン神父はそこで働いていたのであった。ハワイでは十九世紀半ばに、それまで存在しなかったハンセン病が持ち込まれ、免疫のなかった人々の中でたちまち広がった。ハワイにイギリス人などの経営する砂糖プランテーションが作られ、その労働者として（日本人より早く）中国人などが入り、それと共にハンセン病も持ち込まれたのだという。この大流行は近代国家を目指す日本の、ハンセン病医学者でありハンセン病政策に大きな影響を与えた光田《みつだ》健輔に、同時代のこととして受け取られた。

カメハメハ一世によって統一されたハワイ王国はカラカウア王在位時代に最もハンセン病の流行をみた。カラカウア王は一八八一年（明治14）に来日した折り、後藤昌文の起廃病院を視察し、それを契機としてハワイ政府は後藤昌文をハワイへ招いた。昌文は老齢を理由に断り、代わりに子息の後藤昌直《まさなお》をハワイへ派遣した。昌直はカラオア病院で院長となり、治療にあたった。ハワイ王国は一八九三年（明治26）に倒され、数年後アメリカに併合されたため、昌直はカラオア病院を辞め、アメリカで学んだが、後に再びハワイへ戻ったという。後藤昌直はホノルルに在住しモロカイに出張治療をした。一八九五年（明治28）に父後藤昌文死去のため日本へ帰り、起廃病院を継いだが、一九〇八年（明治41）に没した。

ダミエン神父が亡くなったのは、後藤昌直がハワイへ渡ってから一年か二年の後であった。ダミエンは、ハンセンが癩菌を発見した年の一八七三年（明治6）モロカイ島の病者に奉仕する目的で島に渡り、病者と共に暮らし共に働き、奉仕した。十六年後、病者の中で同病者となり、亡くなった。死去のニュースは、故国ベルギーはもとよりヨーロッパ中に哀悼をもって広がった。ダミエン神父がハワイのモロカイ島でハンセン病者と共に暮らし共に働き死んでいったニュースは、宣教のために来日していたキリスト教宣教師たちにも十分届いていただろう。日本政府が大日本帝国憲法を発布し、第一回の帝国議会を開いた頃である。

一方、熊本本妙寺に集まってきていたハンセン病者を、本妙寺では受け入れることはなかった。身延山《みのぶさん》（日蓮宗総本山）では綱脇龍妙《つなわきりゅうみょう》師が深敬病院《じんきょう》を開いたが、それは明治も後期になってからであった。一九〇六年（明治39）設立の深敬病院はキリスト教宣教師たちの活動に刺激を受けた部分もあるだろう。近世以前は別にして、日本の近代で仏教側のハンセン病施設はこの身延山深敬病院が唯一であった。

定住地を失い浮浪せざるを得なかった病者を取りまく状況はおおよそこのようであり、定住していた病者にしても重症者は人目につかない生活をしていた。働ける者は病気であっても働いた。どちらも医療からは遠かった。資力のある者はもちろん、ない者も治療を目的に温泉にやって来る。草津温泉はその一つであった。草津の湯は皮膚病に効くとされていた。当時ハンセン病は皮膚病の一つであり、診療科目としては皮膚科の扱いであった。

草津温泉の歴史は古く、その開湯譚には日本武尊《ヤマトタケル》や行基なども登場している。また源頼朝が草津で温泉を見つけ、その時頼朝が座った石を御座の石、その湯を御座の湯とされたという伝説も残っており、戦国武将も戦闘で傷ついた身心を癒しに入湯したのだという。五寸釘も融かす強い酸性湯である。江戸時代には既に草津の湯の名湯ぶりは広く知られ、山間の温泉へ峠を越えて人々はやってきた。温泉があっても積雪が多い厳冬の草津に住むことはできず、冬の間は標高の低い本村に移り住み、春になると再び高いところの草津に移っていった。「冬住」である。冬住みの習慣は明治の初めでもまだ続いていた。

一八六九年（明治2）に草津で大火事があり中心地の大半は焼失した。復興には温泉客の誘致が一番であり、そのための草津温泉の宣伝がなされ、その効能書の中にはハンセン病もあった。そして一八七六年（明治9）に来日したドイツ人医学者ベルツが草津温泉を知り、その治療効果を認め世界に伝えた。治療効果の中には、ハンセン病も含まれていたため、草津温泉とハンセン病は殊に結びついたという。東洋医学を否定し西洋医学を取り入れようとしていた当時の日本政府が招いたベルツであり、日本の医学及び医学教育に大きな影響を与えた人物が草津温泉の効能を伝えたのであった。

大火の被害から立ち直った草津は、さらなる発展を願った。温泉客の増大は草津温泉の繁栄であり、それは即ち草津の発展であった。そのためには外目にもそれと分かるハンセン病者が他の温泉客と一緒にいてはまずかったのである。病者自身は病状に対しての気兼ねもあり人目につかぬよう夜遅く温泉に入るという風に、一般客の目を避けていたのであったが。一般客の目を避けていたハンセン病者は「裏壺お客」と呼ばれた。治療目的の温泉客は長期滞在であり、ハンセン病者専門の旅館や部屋も出来ていた。病気故弱みにつけ込み、病者は高い料金を取られることもあったという。

一八八六年（明治19）、当時は行政体として村であった草津はハンセン病者を一般客から離して別地に移転させることを提案した。当然病者は反対した。移転先とされたのは湯之沢であった。温泉宿が立ち並ぶ草津の中心地から離れた東の崖下には湯川が流れていた。湯川には温泉が湧き出しているところがあり、それが湯川と呼ばれる所以でもあった。今でこそ崖下と思えない程立派な道路が中心地から続き家も建てられているから想像もつかないが、当時は岩石はゴロゴロ、熊笹は生い茂り、全くの谷間の荒れ地であった。この、所々に湯が湧き出している谷間を湯之沢といった。明治の中頃まで、金もなく引き取り手もない死者をこの谷の北側の崖から投げ捨てたこともあり、そこは投げ捨ての谷とも呼ばれ時にはまだ息のある者も投げ捨てたという。豪雨で崖が崩れると白骨が覗いたり、地面を掘れば白骨が出てくることもあるので、骨が原と呼ぶ人もあったという。人が住んだこともない崖下の岩石が転がり熊笹の茂るこの谷間が移転先とされたのであった。ここはまた温泉も湧き出し地獄谷の名を持つ所もあった。

病者の反対にもかかわらず草津温泉改良会が正式に作られ、分離移転計画は進められていった。草津のいくつかある湧湯のうち源頼朝伝説の「御座の湯」が病者専用の温泉となっていたが、その浴舎の取り壊しが強行された。反対する病者に草津村の官選戸長は「自由な天地で自由に療養して下さい」と答えたという。病者の中には健康者に気兼ねせずに自分たちの地で自由に療養したいという者も出てきた。

こうして一八八七年（明治20）に湯之沢はハンセン病者専用の地域として開かれた。熊笹を刈り払い、転がる大小の岩石を一つ一つ取り除けての開村であった。先に病者専用の旅館松村屋の隠居が湯之沢に行っていたが、続いて四戸が移転していった。開村の翌年には浜名館、成沢屋など病者専門であった旅館が移転し湯之沢は少しずつ開拓され村を作っていった。文字通り「自由な天地で自由な療養を」ということを、岩石を一つずつ取り除くことから始めたのであった。

湯之沢に移りそこの住民となった病者たちは、湧き出していた白須の湯に御座の湯という名称を得たいと願い出て、草津村に受け入れられた。湯之沢の病者専用の湯は「御座の湯」とされ親しまれていった。それと共に、頼朝を祀ったといわれる石祠も部落内に移転を願い了承され、白旗神社と名づけ湯の沢部落の鎮守神とした。

鎮守の神様も迎え、湯之沢の住民は自分たち病者の「自由療養村」を目指していった。定住地を失い医療から見放された病者にとって定住の地を保証されたということは、生存権を得たにも等しかっただろう。

一般の温泉客から湯之沢へと病者を分離し、草津町の発展を願ったということは、町の繁栄のために病者を切り捨てたことになる。しかしこのように一定の地域をハンセン病者のために提供したということは、日本のどの地域にも見られなかった。草津町は病者切り捨てと共に、日本各地の病者を受け入れたのである。しかも湯之沢部落は、草津町の行政区の一つである湯之沢区として町の行政の中で正式に位置づけられていった。不平等なものであったが当時の日本の選挙制度の、この選挙制度では女性は排除されていたが、選挙権被選挙権もあったのである。草津町以外の我々の町や村は病者を追い立てても受け入れることはなかった。

健康者に気兼ねなく生活し療養できる地として、湯之沢は病者間に少しずつ知られていった。

二　旅立ち

1　須賀川

群馬県草津町にハンセン病者の湯之沢部落が開かれ、ハワイのモロカイ島でハンセン病者と生活を共にしたダミエン神父が亡くなり、大阪堺の商人岡村平兵衛が自宅に病者を引き取り、欧米外国人のキリスト教宣教師たちが日本でハンセン病者の救済に乗り出し始めた頃、後に草津湯之沢で働くことになる二人の日本の女性が生まれた。一八八四年に服部ケサ、一八九一年に三上チヨ。明治の年号で言えば十七年と二十四年であり、おおよそ明治の前半期である。共に東北地方の生まれであるが、出会いは上京後それぞれの道を歩み始めてからである。二人はそれぞれの「近代」に出会い上京した。

服部ケサは一八八四年（明治17）七月十九日、福島県岩瀬郡須賀川町須賀川字東四丁目四番地（現在の須賀川市本町三の四）に生まれている。生家は江戸時代からの商家であり、父服部直太郎、母セイ、兄躬治《もとはる》、姉セツ、妹テイという家族構成であった。戸籍では母と三姉妹の名前はこのようにカタカナである。兄躬治は歌人・国語国文学者として明治三十年代に活躍し、妹テイは水野仙子という筆名を持つ自然主義の作家であり『青鞜』に参加した。ケサの生育環境は水野仙子と重なる。須賀川は近世まで東北地方でも有数の商業の町であり、町人文化が栄えた町であった。服部家は「釜屋」という屋号を持ち、須賀川の中心地の表通りに店を構えていた。商家に育ったということは、三上チヨとは大きな違いであった。

ケサは一八九六年（明治29）に須賀川尋常高等小学校を卒業すると、付設の裁縫専修科へ入り、一年間そこで学んだ。当時の須賀川に女学校はない。福島県内でも県立の女学校はなく、あるのはわずかに町立の福島高等女学校のみであった。ケサは須賀川では初等教育を八年間（尋常科四年、高等科四年）受けた。一八九七年（明治30）当時、福島県の小学校就学率は約六五パーセントであり、そのうちでも女子は約四三パーセントであった（『福島県教育史』）が、ケサが尋常小学校に入学した一八九二年（明治25）の須賀川市の小学校就学率は九四パーセントを越えていた（『須賀川市史』）。

裁縫専修科卒業後はおそらく裁縫塾に通い裁縫を習ったのだろう。裁縫塾で一通り技術を身につけた後は、時には近所の呉服屋に頼まれた反物を仕立てながら、町娘として家業や家事を手伝っていた。文学好きの服部家の姉妹は東京で発行される文学雑誌を読んでいた。それは兄躬治から送られてきたり、地元で買ったり、友人間で貸し借りしたものであった。その当時に盛んだった投稿雑誌に投稿し、入選したりしていた。投稿雑誌を通して知り合った各地の投書仲間と文通もしていた。

そうした中からケサは第一回目の上京をする。この時の上京は医師になるためではなく、文学を志して兄躬治を頼っての上京であった、とケサの親友藤沢かめのは伝えている（「ことども」）。兄躬治は国学を学ぶため一九〇〇年（明治33）二月に上京した。ケサの毛筆の須賀川での生活をつづった一九〇三年（明治36）六月三十日から始まる日記には、《一年ぶりの朝の室》と書き、また帰省は四月二十八日と書いている。すなわち前年の一九〇二年六月末に上京し、翌年の四月二十八日に帰郷したのだろう。ケサ十八歳（満年齢、以下同じ）であった。この日記の日付から想像すれば、上京期間は十カ月ほどであった。

兄躬治を頼っての上京は藤沢かめのが言うように果たして文学をやるのが目的であったのだろうか。ケサの最も身近なところでその言動に接した親友の藤沢かめのであったから、あるいはそのように言うのを聞いたことがあるのかも知れない。しかし残された日記を読む限り、目的を持って上京したにもかかわらず帰郷せざるを得なかった、という挫折感は読みとれない。ただ自分の意志に反して帰郷せざるを得なかった口惜しさは、見える。文学をやりたいという具体的なことではなく、東京という西欧化を目指す「先進文化」に触れたいという漠然としたものの上にたっての上京であったのではないか。上京後結婚していた兄躬治のもとでは、長男静夫が誕生したばかりであったし、手伝いを兼ねて、東京の兄のところへ結婚前の妹が遊びに行ったという類のものではなかったか。須賀川にはない女学校に入るために上京した様子も見えない。だが何かは求めていた。

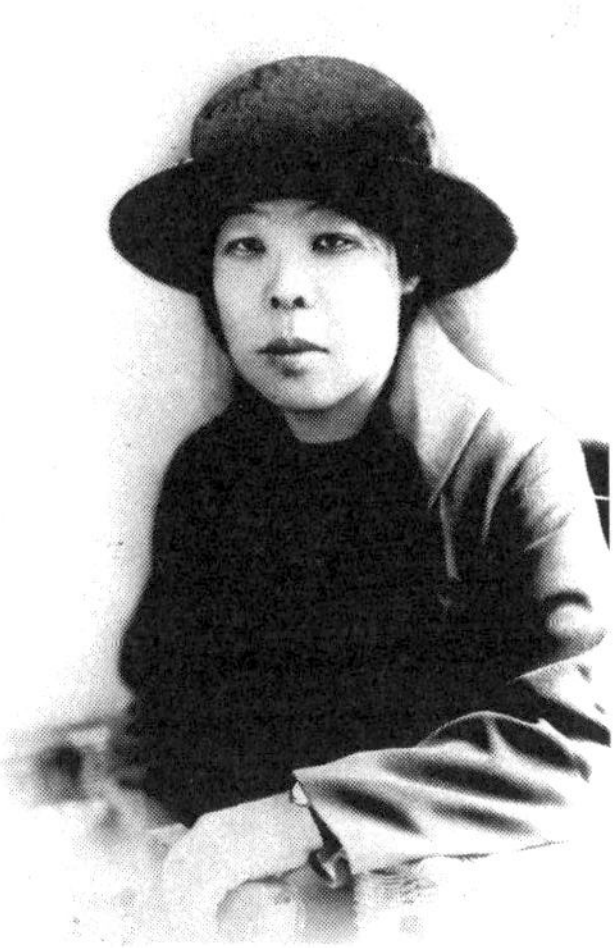
服部ケサ

ケサが生まれ育った須賀川は、江戸時代から俳諧が盛んなところであり、祖父直吉も静夫《せいふ》という俳号を持ち俳句を残している。父直太郎も、ケサの日記によれば俳句に一家言を持ち論語に親しんでいたから、ケサ姉妹にとって文学は身近なものであり、親しいものであった。兄躬治は国学を目指して上京していたのである。二女ケサや三女テイが作品を作って投稿していたばかりではなく、長女のセツも短歌は詠んでいた。セツは兄躬治の上京に先立ち、いとこの礼次郎を養子に迎え家業を継いでいた。川浪道三が書き残しているように、躬治は妹セツの才能を認め自身が関わる雑誌にその作品を取り上げている。セツの短歌は後に躬治夫人となる小池浜子（戸籍名は者満《ハマ》、以下戸籍名）の歌と共に「二葉」という題で『古今』第二巻第二号（明治34）に浜子・節子の名で載っている。これは投稿作品ではなく、尾上柴舟の歌と同列に並べられたもので、同誌には高村光太郎の名も見える。『古今』は古今文学会の発行であり、躬治はこれに深く関わっているようであるが、詳しくは分からない。

水野仙子となる妹テイはこの時期には投稿雑誌『少女界』に入選している。もしケサが文学をやるのを目的として上京したというなら、それは後に水野仙子となる妹テイの止むに止まれぬ小説への情熱とは比べものにならぬ、たわいもないものであったろう。妹テイは未遂に終わったが家出してまで文学のために上京したかったのである。テイは生地須賀川で、なし得ることは全て果たして上京した。この時のケサには文学にせよ何にせよ自分自身の内にまだ上京する必然性はない。

姉セツの結婚は躬治上京の数日前であり、躬治はセツの結婚を見届けて上京している。セツは兄躬治に代わり家業を引き継いだように、文学は二の次で家業を第一にしていたから、妹のケサやテイなどとは違い実生活と文学との葛藤はなかったようである。帰郷したケサは姉セツの傍らで裁縫をしながら町娘としての生活を送っていた。

ケサが兄躬治のもとから須賀川へ帰郷せざるを得なかったのは、義姉者満の病気が原因であったらしい。日記からの推測であるが、義姉者満の病気は産後の精神的なもので言動がおかしくなり、ケサが居づらくなった様子である。そのことについて躬治は一九〇三年（明治36）十二月三十一日の一日だけの帰省で、者満が回復したという報告を兼ねて父直太郎に語ったことを、ケサは日記に書いている。《兄さんハ心にちかひを立て、この病気が直ほらなければ一生親にあはないと。そうしてゐる、だん／＼月に二度、一度となりてもう直りしといふ》。この義姉者満の病気と実姉セツの病気を目の当たりにしてケサは医師となる決心をした、と藤沢かめのは記している。セツの病気というのは二、三回の死産を指していると思われる。

セツの死産について妹テイ水野仙子は、「徒労」「四十余日」という作品を書き、田山花袋の激賞を受け文壇に認められていく。ケサもまた「都の姉の許へ」という題で消息文を投稿し入選、『第七明治才媛文集』（明治38）に収録されている。都の姉の許へ嫂《あによめ》が死産した報告をするという内容で、姉と嫂が入れ違っているが、地名人名の固有名詞は事実通りである。この作品からは、姉の苦しみ、周りの者の悲しみはあっても、強い衝撃を受け、文学志望から医学への道を進もうという程のものは読み取れない。この時点ではすでに義姉者満の病気も経験していたのであるが。

ケサの須賀川時代の日記は、医者になろうと決意する以前の生活が書かれているばかりなので、その決意は二人の病気が決定的であったという記述は見あたらない。だがどのような道を進んでいくか、と真剣に考え始めていたことはうかがえる。須賀川での生活は頼まれものの反物を仕立てているだけであって、満たされてはいなかった。一度は上京し東京の生活も見てきた。二十歳まではっきり自分の将来を決定せずに、あるいは決定できずに、いた。須賀川という地域共同体に育まれてきたが、この中では家事や家業を手伝いながら反物を仕立てているその先は、結婚のみが残されていた。ケサはそのような生活の中から一つのものを選んでいった。どのような未来を志向するのか自分でも明らかでないところに、目的意識はない。

文学の志を持ちながら身近に病気に苦しむ人を目にしたため、文学を捨てて医学の道へ進んだ、ということは皮相すぎるだろう。《今夕、少女界と少年界と来る。てい子の歌一等なり。誠を云へば妹は我より何事も上手なり。歌なども熱心によむならむがよく新しき事をよみこむ。兄上もさぞよろこび居給ふらむ》（ケサ日記明治36・10・10）とあるように、ケサは妹テイに、一歩、ことに文学に対しては、譲っていた。この日記を見る限り、自分も文学を、という志は読み取れない。幼い時から文学が身近にあり、兄躬治の影響も大きく、文学は血肉となっていただけで、ことさらの希望もあこがれもなかったのではないか。ただ須賀川時代の日記を見る限り書くことが生活の一部にはなっていたと考えられる。

躬治の三男直人が《躬治の父は直太郎、若くして病気があつたので、ひとり医薬のことを学んだ、といふ。（躬治の次妹けさが医を以《もっ》て立つたのも、実はこの父のひびきを受けたのであらう）》（「父服部躬治の歌 二」）と書いているように、父直太郎の影響も知らず知らずにあった。父直太郎のもとには薬を求めてくる近在の人もあった。

ケサが医師を志したのは、日露戦争後の高揚した社会の気分と、女の自活への道を求めての職業教育への志望も大きな力となったことだろう。東京女医学校は日露戦争後入学志願者が増加し、一九〇六年（明治39）四月には、校舎や寄宿舎を増築している。ただしケサが時代の雰囲気にのまれて行動したとは言えない。ケサの医師志望は病気の人を助けたいという人助けの目的意識というより、確たる将来を見通せないところから選び取った自己実現の一つの形といえる。もちろんそこには、納得できる医師という職業としての目的はあった。振り返れば義姉の病気や実姉の病気があった。そしてそれ以前に、父直太郎の病気があった。

ケサは医師になるべく東京女医学校入学のために上京する。一九〇五年（明治38）のことであった。何となくのあこがれではなく、郷里を出る必然をもって再度の上京であった。夢と希望と不安がその胸にはあっただろう。

この当時の東京女医学校は入学試験などなく、単なる私塾から何年も経っていない。一九〇〇年（明治33）十二月に六畳一間の教室で四人の生徒から始まった私塾東京女医学校は、生徒集めに苦労しながら一九〇四年（明治37）七月に「私立学校令」に基づく私立東京女医学校になっていた。校舎も東京麴町区飯田町から牛込区河田町に移転して校舎も学校らしい建物となり、付属病院と寮も増築された。ケサが入学したのはここである。生徒の年齢はまちまちであり、入学は随時でき、入学したものの退学していく者も多かった。ケサは一九〇五年（明治38）八月二十日付けで入学した。入学者名簿には二二六番目とある。東京女医学校に入学したと言っても医術開業試験に合格しなければならない。そのための入学であった。女が医師になろうとすれば医術開業試験に合格する以外に道はなかった。組織的な医学教育としての学校教育は東京帝大医科を頂点とする官公立の医学専門学校であるが、そのいずれも女の入学は認めていなかった。

医術開業試験は一八八三年（明治16）十月に制定された。それは「医師免許規則」「医術開業試験規則」に基づき翌年から実施されている。歴史的に漢方医が大部分であった日本は、近代国家形成のため一八七四年（明治7）に「医制」を制定し、ドイツ医学を基とした西洋医学を採用した。従来からの漢方医には特別な資格も統一的教育もなく玉石混淆であったため、「医師免許規則」を制定し、国家として西洋医に基づく医師の基準を設けたのである。それは多数の漢方医の排除と西洋医の絶対的な不足を意味した。衛生医療を行政機構の中に位置づけ、その主とした担い手を医師とするためには一定基準の医師免許制度を設ける必要があった。官公立の大学や医学校での教育だけでは西洋医の絶対数は足りず、また従来一定基準の資格のない漢方医とは一線を画した医師の資質向上を目的にして、医術開業試験を施し西洋医数の確保を図った。つまり医術開業試験は西洋医不足の解消をはかる便宜的なものであり、それによって医師は大学卒業者、医学専門学校卒業者、医術開業試験合格者の三通りできる、ということであった。医術開業試験には二年以上の医学校通学か医院で学んだ証明が必要である以外には特別な受験資格はなく、この試験は、一八八三年（明治16）から一九一六年（大正5）までの三十三年間継続されたのである。福島県猪苗代町出身の野口英世もこの試験の合格者であった。

医術開業試験には特別な受験資格はない、ということは女を排除するということも明記されていたわけではない。女が医術開業試験を受けるなど最初から眼中になかったのである。いわば盲点であった。その点を突き、荻野吟、生沢クノが体当たりで女にも受験資格を認めさせ合格したのは、法律制定後二年たってからであり、それは服部ケサが生まれた頃であった。それから二十年後にケサは女の先輩の後を追うのである。

ところで、服部ケサが医師を目指して東京女医学校へ入学したのは日露戦争後の高揚した社会の雰囲気も影響しただろうと述べたが、日清(明治27-28)・日露という二度にわたる日本の対外戦争は女の新しい職業としての看護師の存在を社会に認めさせてもいた。二〇〇二年(平成14)に看護婦・看護士の名称を「看護師」に統一したが、看護婦という名称は長い間数少ない、そして代表的な女の専門職として一般に親しまれていたのである。看護者＝看護婦＝女ということが長い間続きそれに慣らされてきたが、それは近代看護の歴史の最初からではない。初期には男性看護者も存在していたのであり、軍隊では初めは女の看護者を入れなかったのである。

西洋医学の導入と共に医療者としての看護者の必要を認めた国家は看護の担い手として男性ばかりではなく女性も視野に入れていった。陸軍と密接な関係を持った日本赤十字社は看護者を女性とする方針を進め、男性看護者の養成を日露戦争以前に行わなくなっていた。日清・日露の戦役では男性看護者も救護員として参加、女性の看護者は病院船や国内病院が持ち場、という役割分担があった(山﨑裕二「近代看護史のなかの男性看護者⑤」)。

このようにして国家の必要と養成のもとに看護婦は女の新しい職業となっていった。看護教育を主導した日本赤十字社の方針により、看護者は女＝看護婦、ということが徐々に当然となっていく。そして例外として男性看護者が残されていく。国家社会の養成とあれば、そこには職業選択への奨励がある。それに対し女が医師になるということは国家社会の反対があり摩擦があった。女医否定論・女医亡国論が出る所以である。高度な技術と知識を必要とする医師には女には不向きであり、国を亡ぼす元である、ということであった。

このような中、服部ケサが女学校もない東北の須賀川で尋常高等小学校を卒業したのみで医師を目指すということは破天荒なことであった。当時職業に就くというのは家業に従うことを意味し(姉セツもそうである)、家業から離れて自分自身の独立した職業を持つなどほとんどあり得なかった。身近に病人を見て病気に苦しむ人のためにという目的意識があったなら、国家的要請も国家的建前もあった新しい女の職業として看護婦を目指した方が、当時の須賀川でははるかに常識的であった。新しい職業として看護婦は須賀川の少女たちの話題にもなっていた。

一九〇四年(明治37)六月十九日のケサの日記には《仕事そこ〳〵にして小泉君をとふ。小牧さんも入《ママ》らした(略)四時頃お暇《いとま》して小牧さん　女学世界を買《ママ》してあげる。赤十字社で今度看護婦十七才よりになったとか、ア、ア十五年の義務年限とよ、ウンザリした》とある。これを見る限り日本赤十字社の看護婦養成について少女たちの中には関心を持ち話題にしていた者もあったことがわかる。看護婦養成の情報は入っていた。

日本赤十字社の「看護婦養成規則」は徐々に改訂され、拘束年限も二十年から十五年に、生徒の募集年齢もこの年の三月十一日には下限が十八歳から十七歳に改められていた。養成期間は三年である。したがって須賀川の少女たちの募集年齢改訂に触れた会話は、看護婦に対しかなり具体的な関心を持っていたことになる。

ただし須賀川には一八七二年(明治5)創立の郡立病院があり、そこには既に数人の看護婦が働いていた。ケサたちが話題にした「赤十字社の看護婦」というのは、ケサたちには今までの身近な看護婦とは別なものとして受け取られている。これまでの看護婦とは違い、組織立った看護教育を受け職業として自立した新しい職業としての看護婦である。今までの身近な看護婦はほとんど看護教育を受けていない。ケサたち若い女性たちの話題となるには赤十字社の看護婦でなければならなかった。話題にすること自体にあこがれがある。

須賀川の郡立病院で修業年限一ヵ年の看護婦養成所が開設されたのは一九一三年（大正2）のことである。福島県内では、日本赤十字社福島支部が一八九五年（明治28）に共立福島病院に委託した日本赤十字社看護婦養成所が組織的看護教育の最初（『福島県看護史』）であり、ほかは各病院により養成期間もまちまちであった。まだ国家的な看護婦免許制度は出来ていなかったのである。須賀川では未だ女の新しい職業としての看護婦は存在せず認知もされてもいなかった。若い世代にのみ日本赤十字社の看護婦が新しい女の職業として映っていた。

しかしケサは日本赤十字社の十五年間の義務年限、即ち拘束期間に《ウンザリ》している。看護婦についての情報が入り話題になっても服部ケサは看護婦を選ばなかった。長年月の拘束期間を嫌ったことが、あるいは大きな理由であったかも知れない。拘束されるということは自由を奪われることである。ケサは広い世界を求めていた。それは地縁血縁を飛び越え、知識を求め自由を得ることでもあった。そしてその自由を求めるだけの、ある程度の経済的支えがあった。

このような須賀川にいてケサが医者を目指すには、東京女医学校の存在が大きかっただろう。この学校に入って勉強すれば何とかなるという見通しが、そこにはあった。ケサの生涯を見通せば、ケサは積極的な開拓者や行動者ではない。しかし唯一人の卒業者も出していない東京女医学校の情報が須賀川で裁縫をやっている少女たちに届いたかどうか。ケサが最初に上京した時には、東京女医学校はまだ私塾ではあったが創設されていたから、東京滞在中ならば女医学校設立の情報は入っていたかも知れない。だが須賀川にいてどのような情報が入ってきたのだろうか。具体的な情報は東京にいる兄躬治や義姉者満によってもたらされたのかも知れない。

この頃躬治は「女子国文学会」を組織していた。《国文学に志す女子のために》(『あまびこ』第二集)、源氏物語、平家物語、枕草子を講義するというものであった。講師には上田敏、尾上柴舟、服部躬治、内海弘蔵の名が見える。躬治には「女子のため」という視点があった。妹たちにもそれは貫かれた。国家社会の要請に従い拘束される職業よりは自由な発意に基づくことを良しとした。躬治は《世の中の埒とりくづせ牧場なる馬のたて髪うちふるはずや》と歌う歌人であった。「世の中の埒とりくずせ」ということは妹たちにも性別に関係なく求められただろう。それは服部直人氏の言う《妹たちを鼓舞した》(「父躬治の歌」)ということにもなる。

したがって鼓舞するような兄躬治からの反対は考えられない。ケサの日記からするなら父も姉妹の知識欲を削ぐような言動をしていない。『須賀川郷土読本』によると《「ありふれたあたりまへの医者ではだめだ、人の為さぬ、医者となれ」とはげましたといふ》として、ケサたちの父の姿を残している。ケサが医師を志して上京に到るまでの本人の決心、それに対する家庭内でのやりとり、また葛藤があったかどうか、はっきり分からない。今までのところこれらのことは文献として残されていない。

ただ後年、三上チヨが「おもひで」で書き残しているように、ケサが母セイに対して《昂然として絶大無上の賛辞を捧》げたということと、ケサ自身の日記、《母上が懐かしい、誰れあってか母の様な愛をそゝがれるものぞ》（大正3・11・7）《天父の愛すより以上に大きく高いものとおもふ》（大正6・6・4）とを考えあわせれば、母の積極的な応援があったと考えられる。体も丈夫とは言えない娘の望みをかなえてやりたいという母の心がケサを後押ししたのだろう。

　この頃服部家では父は隠居し、家業は長女セツ・礼次郎夫婦によって営まれ維持されていた。兄躬治の遊学中は、学資の足しに父は武者絵を描いて売ったりしたこともあり、この先何年かかるかわからないケサの医学校に通う学費その他は姉セツ夫婦の負担になっている。事実セツは医術開業試験に合格し就職するまではケサに送金していた。それは九年間にわたっている。父母兄の賛成と姉夫婦の負担のもとに、ケサは上京し、東京女医学校に入学したのである。自由を求め、職業による自立を求めての行動であった。

2　山形

　服部ケサが志を抱いて上京した頃、三上チヨはこれから先の人生がどのようになるのかも知らず、山形で父母のもと大勢の姉弟の中で暮らしていた。山形県立女学校の生徒であり、父は好きなように進学させてくれると言っていた。しかしそのようにはならなかった。間もなく父を亡くして女学校を退学せざるを得なくなったからである。

三上チヨは一八九一年（明治24）一月七日、山形県山形市旅籠町《はたごまち》三七一番地（現在山形市旅籠町三丁目五番二号）に三上定房・キイの四女として生まれている。上に姉が三人いたらしいが詳しくはよく分からない。三上チヨ伝記『鈴蘭村』やその他、名前は自分自身でも「千代」という漢字を使っているが戸籍名は「チヨ」であり、表記は戸籍に従っておく。

父三上定房は山形裁判所勤務であり、もとは庄内藩士か新庄藩士であったらしい。父について唯一触れている『鈴蘭村』には両方の記載があってはっきりしたことは分からない。しかし旧庄内藩士の多くは松ヶ岡開墾に従っていたし、女学校中退後《新庄の伯父の家にあずけられた》（『鈴蘭村』。以下、チヨの発言のうち明記のないものは同書から引く）ということや服部ケサの日記の住所録の中に新庄の三上姓がありそれは三上チヨの関係者と考えられるので、父定房の出身地は新庄と推測される。明治維新後生活の基盤を失った武士の多くが巡査や小学校教員等の官吏となったようにチヨの父も裁判所勤めという官吏の道をたどったものだろう。

それは《新庄藩士のうち新政府の官吏や県庁役人、巡査になった者は意外に多い》（『新庄市史第四巻』）ということとも合致する。新庄藩は戊辰戦争時、奥羽列藩同盟に属していたが最終的に新政府側に付いた。戦いで壊滅的被害を受けるが旧新庄藩家臣団のうち三上姓も一軒のみである。幕末の新庄藩の動きからするなら新政府の官吏となった旧新庄藩士が多いのも肯かれる。それは旧藩士たちが新政府の官吏や県庁役人、巡査になるにもなり易かったことを意味する。母キイは《武士の娘という誇りを持っていた》（吉田哲郎談）と回想されているから武士の娘であったのだろうが、くわしいことは分からない。その他姉弟たちの動向もチヨ本人の回顧録「一つの旅路」（以下「旅路」と略）に一部出てくる以外はよく分からない。

　山形県は一八七六年（明治9）の七県を統合して現在の一つの山形県とし、同時に県庁も山形に置いた。県令として三島通庸《みちつね》が着任した。三権分立の建前がとられ、この年裁判所は行政から分離し、山形県では山形県裁判所として県庁の警保課から独立した。

　県令三島通庸は着任すると旅籠町に三層の洋風県庁舎を、またその周辺に師範学校、警察署、病院、各種官庁を新築し官庁街をかたち作っていった。その中の一つとして、裁判所の建物も旅籠町の現在地に一八八四年（明治17）に新築した。刑法が制定される前後の頃であり、裁判所名も度々変わっている。

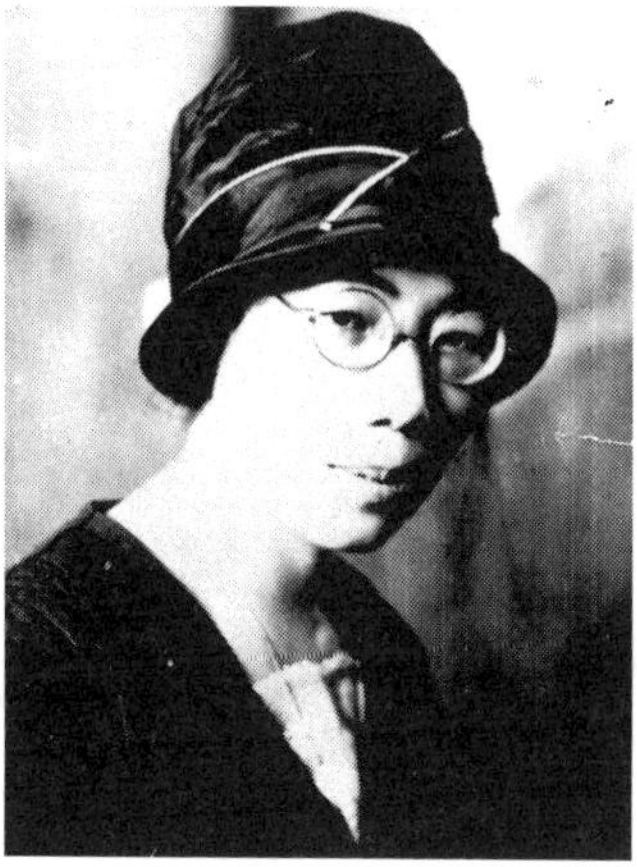
三上チヨ

　五万石の山形藩は山形県内の米沢藩や庄内藩よりも小藩であったし、典型的な城下町であった山形は米沢や鶴岡よりも当初は小さな城下町であった。しかし県庁が置かれ県都としての整備がなされていくと人口も規模も他の二町を追い越していく。一八八九年（明治22）の市町村制施行後すぐに市制をとったのは山形県内では山形と米沢の二市であったが、その後、山形市は米沢市を凌ぎ山形県第一の市となっていく。

三上定房一家はこのような山形市の新興官庁街の中で裁判所勤務という官吏の生活に入っていった。その中で、父の死までチヨは新しい洋風建物を周りに見ながら豊かに育っていたはずである。住所から見るなら、三上家は県庁や裁判所にも近く、新建築物の官庁舎に囲まれていた。

六歳になったチヨは一八九七年（明治30）に山形師範学校付属小学校に入学する。《学齢に達すると三人の姉たちは市立の学校へ行っておりましたのに、私は泣いてもばあやがすぐとんでいけるようにと、家のそばにあった師範の付属へ入れられた》。小学校を卒業すると一九〇三年（明治36）、山形県高等女学校に入学。その年の六月、校名は山形県立高等女学校と改称される。一八九八年（明治31）に設立の山形市立高等女学校は後に県立に移管された。それは女子師範学校と教職員・儀式・行事は一緒という県立の高等女学校であった。高等女学校は四年、女子師範学校は三年の修業年限であった。

このように山形市で順調な生活を送っていた中で、最初のキリスト教との出会いがある。《七つ八つのころから、一人で近くの教会の日曜学校へゆくようになりました。父は官吏、うちは仏教ですから、耶蘇《やそ》になるのはとんでもないことですが、「耶蘇はうそをつかないから」という理由で、父母は私の教会通いを許してくれておりました》ということである。数え年七つ八つといえば小学校に入るか入らないかの頃である。洋風の建物に囲まれた環境で、さらに伝統と切れたキリスト教に接した。《クリスマスになると劇や独唱をするのも嬉しいことでした》とあり、子供にとって楽しいところとして信仰以前に自然にキリスト教を受け入れていったのだろう。そしてそれは家族を含めた周りとは別な世界を一人で享受することになった。子供ながら自分自身の生活を持っていた。子供の足で行ける近くの教会とは現在の日本基督教団山形六日町教会のようである。当時の名称は「基督一致教会山形講義所」であり、一八八八年（明治21）に洋風建築の会堂を香澄町一丁目（現在の旅籠町一丁目）に新築している。

山形への近代のキリスト教布教は一八八〇年（明治13）頃より始まる。元号を明治とした近代国家をめざす政府はそれまでのキリスト教禁教を解いた。それからそう遠くはない頃であった。一八八〇年頃よりメソジスト系宣教師ソーバーが天童・山形に伝道を開始し、一八八二年（明治15）には山形に山形美以《みい》教会（現在日本基督教団山形本町教会）が創立された。続いて北米ドイツ改革派教会宣教師モールや仙台一致教会牧師押川方義《おしかわまさよし》が伝道を始め、一八八七年（明治20）に基督一致教会山形講義所が創立された。

東北学院創立者の一人である押川方義らは同年、山形県知事をはじめ官界、経済界に人脈を得て、山形英学校を設立した。校主は柴原和《やわら》県知事、校長押川方義、教頭松村介石であり、学校と共に講義所の基礎を築く。ただし山形英学校は資金難のため三年程で閉校し（「山形六日町教会略史年表」）、チヨが日曜学校に通う頃は学校はなくなっていた。

父三上定房が《耶蘇はうそをつかないから》という理由でチヨの教会通いを許していたのにはこれだけの背景があったということになる。実際に「耶蘇」に接して「うそをつかない」ということを実感したのだろうし、耶蘇である押川らが作る山形英学校の校主に県知事がなったということは、官吏としても、信仰はともかくキリスト教にも、その人たちの人格にも、ある面の信頼を置くことが出来たのだろう。チヨは父母の許しの中でキリスト教の原体験を持った。後年までも姉弟の中でクリスチャンはチヨ唯一人である。

しかし、順調だった生活は突然の父の死により逆風にさらされる。父の死は『鈴蘭村』では女学校二年の時、「旅路」では三年生になった春、「三上千代さん救癩四十年史」(以下「四十年史」と略)では三年生の明治三十九年(一九〇六)二月となっている。「四十年史」だけが年月を明記している。いずれも出処は本人である。

山形市は一九一一年(明治44)に二度にわたる大火事のために市内の大半が焼け、建物も文献も大方は残っていない。それに女学校中退者の名前は卒業者名簿に残らない。したがって女学校中退がいつであったか確認はできなかった。

父の死が二年生の時とするなら一九〇五年、三年生の時なら一九〇六年であった。父の突然の死は精神的にも経済的にも一家に大きな衝撃を与えた。チヨにとっては進路変更を余儀なくされた。姉弟は九人であり、女学校を止めなければならなかったのである。《きょうだいも多いこととて私は女学校をやめて家の手伝いをしなければなりません。けれどもお針や台所の仕事など、私はちっとも好きではありませんでした。二重の悲しさで泣きの涙のうちに、ようやく私に光を与えてくれたのはキリスト教への信仰でございました》(「旅路」)。

父を失った悲しみ、女学校をやめ好きでもない家事や裁縫をしなければならないつらさ、という二重の悲しみは、喪失感と共に将来を見通せない、その悲しみ苦しみ悶えでもあったろう。多感多難なこの時期に《光を与えてくれた》キリスト教への信仰を得てゆく。光を得て二重の悲しみを、将来への見通しと共に乗り越えていく。

将来を決するようなこの時のキリスト教会は日曜学校に通った時の教会とは別で、後のホーリネス教会、当時の「東洋宣教会山形伝道館」であった。この伝道館は山形県への届出では一九〇七年（明治40）一月、山形市香澄町二九一六に設立、となっており（『日本基督教徒名鑑』）、チヨが接した時は届出の前後という時期である。赴任してきたばかりの前川忠次郎牧師の伝道館へ通い、伝道師になる決心をする。七つ八つの頃に通った日曜学校の体験が下地にあったのだろうが、信仰を得て間もなく伝道師への道を選ぶ。決断はいかにも早く、そしてたちまち行動に移す。《一年間、家事の手伝いのかたわら前川先生から聖書の講義をうけて準備し、数え年一八才の正月に上京して、東京淀橋柏木東洋宣教会聖書学院に入学》（「旅路」）した。聖書学院入学のための一年の準備期間、《新庄の伯父の家にあずけられ》（『鈴蘭村』）たということ、前川忠次郎牧師との出会いから信仰を得てゆく時間を考えれば、父の死は「四十年史」の通り「明治三十九年二月」ということになる。この時期、日本はロシアとの戦争で辛くも勝っていた。

日露戦争や、その戦後に山形市の第二公園で講和反対のために県内から二万人もの人々が集まった出来事を、チヨはどのように受け止めていったのだろうか。山形県内では千三百人程の戦死者を出した。特別なことがない限り成長過程では、出来事は出来事として肯定的に受け入れていくことになる。社会の雰囲気を肌で感じ、身体深く時代の空気を吸っていく。そしてその時代の人間を作り上げる。

チヨは一年間前川忠次郎牧師について聖書を学び、自分の信じた道を突き進み、上京する。十代半ばである。山形から上京するには、一九〇一年（明治34）に開通した奥羽線に乗り福島で東北線に乗り換え東京に向かうのである。山形駅が出来たのはチヨ十歳の時であった。そろそろ鉄道も珍しくなくなり、物資輸送も最上川舟運から鉄道運輸へと変わりつつあった。そのような中、三上チヨもまた志を抱いて上京していった。父は亡く、母の後押しもなかった。家族の中に、おそらく親族の中にも、キリスト教を信ずるものはなかった。その中でキリスト教徒となり伝道師になるということは、周囲にとっては異物が発生したようなものであるから、かなり抵抗があっただろうと想像される。《耶蘇教になったことですら、周囲から殆ど勘当同然の身の上》（「旅路」）と書いている。しかし、前途に光を見出した少女はそのことをものともしなかった。

山形市に奥羽線が開通した一九〇一年四月、東京府下神田表神保町に中田重治・カウマン等によって中央福音伝道館が作られて東洋宣教会、聖書学院が誕生した。中心は中田重治であった。三年後には伝道者養成のためその当時は東京のはずれ、郊外であった府下淀橋町柏木（現在新宿区北新宿）に校舎を新築し「東洋宣教会聖書学院」と称した。チヨが入学したのはここである。東洋宣教会を母体に一九一一年（明治44）にはホーリネス教会という新教教会派の一つとなり、群馬県草津湯之沢にもホーリネス教会が作られる。後々まで服部ケサ・三上チヨと関わりを持っていくが、三上チヨとの関わりはここに始まっている。東洋宣教会というのは、最初は超教派的キリスト教運動であり、聖書学院も自分たちだけの教会で働く者を要請するのが目的でなく、どの教派のものでも聖書を学び伝道を志す者を受け入れた（『教派別日本基督教史』）のである。したがってチヨが入学した早い時期の頃の聖書学院はまだ超教派的であっただろう。

「四十年史」では一九一〇年（明治43）五月に聖書学院を卒業したとあり、『鈴蘭村』でも卒業は同年としているので、東洋宣教会聖書学院では二年間学んだことになる。淀橋町柏木の東洋聖書学院には寮があったので同じ年頃の少女たちが共に生活しながら聖書を学んでいたのだろう。そしてチヨは神田神保町にある中央福音伝道館で日曜学校の教師をしていた。

三上チヨの伝記、回想などで触れられている出来事がある。チヨが聖書学院に通う二年目の一九〇九年（明治42）のこと。それは真夏の暑い日曜日、新宿から神田へ向かう電車の中でのことだった。小川町へさしかかると車内に軽い叫び声が上がり、ざわめいた。『日曜学校の友』を読んでいたチヨが目を上げた。一人の男性が目に入った。その男性はカンカン帽のリボンに挟んだ切符を取ろうとしている。が、指が曲がっているためにうまく取れない。衆目の中で、取ろうとして焦れば焦るほどますます取れない。車内の人々は誰一人近づこうとしなかった。チヨはつと立ち上がり、その切符を取り男性の手に、指を一本一本広げて持たせた。その手は死人か大理石の柱のように冷たくしびれるような感触であった……。

事実だけ見ればほんの小さな親切、の部類である。しかし人々の視線は尋常ではなかった。車内の人たちは総立ちになり出口でひしめき、遠巻きにして露骨な嫌悪、憎悪の表情でその男性を見ていたのだった。その男性が《一目で癩病とわか》（「旅路」、以下同）ったからである。

この電車内の出来事はチコにとって衝撃であった。衝撃のあまり乗り越して、気がついた時には浜町河岸に着いていていた。そして木場の材木に寄りかかり、一人思い返していた。帰途についたのは暗くなってからであった。《自分が招いた罪ではない、ただ不幸な病気に罹ったばかりに、人々から悪魔のようにいみ嫌われる。同じ人の世であんな苦しい思いをしなければならないとは、何という悲しいことだろう》、という思いが頭をしめていた。

その強烈な打撃の中身は病者の病そのものというよりも、病者への社会的な感情に対してであった。それは《悪魔のようにいみ嫌》う感情である。チヨ自身は切符を取ってあげようと立ち上がった時、その社会的感情から抜け出していた。そして祈り続けた。《あの世にも気の毒な淋しい人を、かつて主イエスがなさったように慰めて、心と肉体の病を癒すべき人が今の世にもどこかにいるはず、どうぞ古の如く主の生きた力を示して下さい》。当時の社会的感情をつき抜け《人々から悪魔のようにいみ嫌われる》病者への同情は祈りとなる。そして祈る中に、《心》と共に《肉体の病》へ具体的に近づいていく。ただ《哀れなこの人》や《世にも気の毒な淋しい人》ということばの中には、かすかに自分は哀れではなく、気の毒な淋しい人でもないということが入っている。

社会的感情をつき抜け、同情し祈り続けた中から出てきたものは、もう一歩を進めるものであった。《その時ふと私の心にひびいたのは「それはお前の仕事だ、立ちてなせ」という声です。「私はいやしく弱い人間です。とうていできません。他に器があるはずです」と反問するのでしたが、どうしても〝汝はその人なり〟という思いが胸の中に迫って来ます》。これは同情から行動へと促す内面の声であった。ただ内的なことを行動へ移すには、電車の中で立ち上がって切符を取ってあげる、というように簡単にはいかなかった。

したがってこの出来事は行動を促す内面の声を聞いたことによって重いものになっていく。その重荷に耐えかね泣き暮らす日々であったと、チヨは記す。病そのものにその重さがあった。

同情から行動へ踏み出すには《私はいやしく弱い人間です》ということと《耶蘇教になったことですら、周囲から殆ど勘当同然の身の上になったのですから、癩者のために働くなどもっての他に違いありません》ということを越えなければならなかった。前者は自分自身のみの問題であり信仰者にとっては神と自分との問題であるが、後者は社会的存在としての対社会の問題であった。対社会の問題というのは社会的感情の問題でもあった。二十歳という若い年齢では対社会よりも自分自身のみの問題の方が大きいが、同情を行動に移すにはもう少しの経験と時間が必要だった。寮の舎監や東京大井町に移っていた山形時代の前川忠次郎牧師に相談しても、結論を出すことは出来ずにいた。そして心の晴れぬままに東洋宣教会聖書学院を卒業していった。

この頃法律第十一号の「癩予防法」が施行され東京府下東村山の林野の中に全生《ぜんせい》病院が出現していた。開院は一九〇九年（明治42）九月であった。また財団法人三井慈善病院も同年三月開院していた。三上チヨはまだそれらのことを知らなかった。三上チヨばかりではなく多くの日本人もハンセン病療養所が出来たことを知らなかっただろうが、その病気については見知っていた。その社会的感情とともに。チヨが回想する中で《一目で癩病とわかりました》と書いたのは、過去にも見ていたから《一目で》わかったのであり、「四十年史」『鈴蘭村』その他でこの時《始めてライ患者を見た》とするのは間違いだろう。素人が始めて見て病名がわかるということはない。むしろ《幼少時から、たびたび見る癩の乞食におびえて泣いたものである》（「出戻りの記」）ということの方が事実ではなかったか。幼少時に《おびえて泣いた》というのは当時の社会的感情を受け入れての反応ではなく、病そのものに対する子供の反応であったろう。外貌をそこない手足に変形をきたしていた病者であった。《たびたび見》ていたのである。また車内の人々もすぐ嫌悪の行動を取ったということは、このように病者に接する機会が当時はあったのである。そしてその病は一般的には遺伝だと信じられていた。三上チヨの知識も当時の一般的なものから外れてはいなかったろう。チヨはこの時《始めてライ患者を見た》のではなくはじめて病者に自分自身の問題として出会ったのである。

出会ってからは出会う前には帰れない。煩悶のうちに聖書学院を卒業し伝道師として働き始めたのは一九一〇年（明治43）五月か。場所は静岡県の伊豆半島、南伊豆あたりの農村であった。『鈴蘭村』で、次の赴任地に着いて間もなく、というのを六月としているから、おそらく伊豆には一年くらいいたのだろう。新しい土地で自分の信じる新しい仕事を生き生きと始めていた。チヨ自身回想しているように《若さに溢れて》（「旅路」）いたのだ。その一方で煩悶は続いていた。無意識のうちにも答えがわかっていたから煩悶していた。だからこそ、再びハンセン病者の姉妹とその父親に出会うことになった。訪問伝道でそのハンセン病者の一家にチヨを連れて行った人は、チヨを一人残して逃げ帰ってしまった。その連れて行った人は病者の一家だということを知っていた。しかしなにも知らずに連れていかれたチヨは逃げなかった。《恐怖のために体の慄《ふる》えが止まらなかった》（「癩園の天使」）ということもなかった筈だ。この時期一般的には嫌悪感はあっても遺伝と信じられている限り伝染するという病気への恐怖感はなかっただろう。昼間の仕事を終え、月の出とともにその家に通い神様の話をし、親しく語り合った。《この小さき業さえこれほどまでに悦ばれるのかと思う》（「旅路」）程、その一家の者には喜ばれた。あの市電の中の切符を取れずにいた男性からは深い感謝のまなざしを得ていた。

そしてさらに信仰に基づき、重態の病者を手ずから世話をした人物に出会った。次の赴任地長野県諏訪湖畔、上諏訪にある「東洋宣教会諏訪福音伝道館」（現在の日本基督教団上諏訪教会）の佐野秀生牧師夫妻であった。この牧師夫妻は行き倒れで重態のハンセン病者を引き取り看病し、その死を看取り、手厚く葬ったのである。そして県庁からの感謝状も金も受け取ろうとはしなかった。『鈴蘭村』にくわしく「四十年史」でも触れているこの話は自身の回想「旅路」では抜けている。しかしこの佐野秀生牧師夫妻の日常生活・信仰生活はチヨ自身の生活を振り返らせた。《ライはキリストなり》（『鈴蘭村』）ということばと共に、《「それはお前の仕事だ、立ちてなせ」》という実践への後押しであった。佐野牧師は医療者ではなく、牧師の範囲で、病者に対してチヨの先を歩いていた。だからこそチヨは自分自身のあり方を迫られたのであった。《生涯を通してこれらの不幸な人々の友となろうと決心》（同前）した。自身の回想では全く触れていない話であるが、これは大きな後押しであった。

目の前に信仰による実践者を見ては、血縁の反対ということに現される対社会の問題は軽くならざるを得ない。《私はいやしく弱い人間です》ということだけが問題になる。いやしく弱い人間でも、出来ないことはない。しかしその荷はあまりにも重い。『鈴蘭村』では心身共に疲れ重いノイローゼにかかった、とする。その中から、答えはわかっているのに決断しないでいる卑怯さを自覚し、ついに《「立ちてなせ」》ということに従う決心をする。この決心をするまでには二年ほどの時間と経験が必要だった。三上チヨは若い日に聞いた声に従い、生涯それに従った。《この小さき業さえこれほどまでに悦ばれる》という強い自己肯定も根底にはあった。だが、対社会の問題、社会的感情は現実の問題として大きく残されていた。

こうして生涯を通して病者の友となるために看護ということをもって関わっていこうとした。いわば看護師という職業を手段として選び取っていった。そこには強い目的意識があった。そうして一九一二年（大正1）に三井慈善病院の看護婦講習所生となった。

3　ハワイ・イギリス

ハワイのカラカウア王が一八八一年（明治14）に来日し、ハワイのハンセン病者のために後藤昌直をハワイへ招請した時、同時にハワイへの日本人移民要請も行われた。翌年、日本とハワイ王国との合意により、日本人の集団移民が始まった。官約移民である。公的な契約労働者としての官約移民と言われるが、移民というよりも集団出稼ぎであった。官約移民は一八八五年（明治18）に始まり、日清戦争後は戦後の海外雄飛熱もあり、移民会社がつくられ、私設移民として私的契約の契約労働者約二万人がハワイに渡った。契約労働者としての契約移民は一九〇〇年（明治33）に廃止され、以後は自由移民となり、日本の移民自粛を経て、アメリカの一九二四年（大正13）決議の排日移民法により一切の移民禁止となるまで、それは続いた。

契約労働者としての移民受け入れは日本人ばかりではない。日本人より早く移入した中国人に始まりポルトガル人、ノルウェー人、朝鮮人、フィリピン人等に及んだ。これらの多数の移民を受け入れたのは、ハワイの砂糖プランテーションの労働力として必要不可欠だったからである。一八三五年にイギリス人によってハワイに砂糖プランテーションが作られてから製糖は、ハワイの主要産業となっていた。砂糖はハワイの輸出用換金作物であった。アメリカ南部、西インド諸島、ラテンアメリカ等は奴隷労働で始まったが、ハワイのプランテーションは自由労働・賃金労働として始まっている。人種・言語・文化の異なる他民族にわたる労働者移入は、使用者側の労働者管理のために労働者分断のねらいからであったという。多民族労働者の移入が多数となっていくのとは反対に、十八世紀後半ジェームス・クックがハワイ諸島到達時には三十万人とも四十万人とも、また八十万人とも言われた先住ハワイ人人口は、一九〇〇年（明治33）にはその一割に満たない三万人弱となっていた。この時には、ハワイ王国は滅亡しており、一八九八年（明治31）にはアメリカに併合されている。「文明」によってもたらされたペスト・梅毒などの病気が人口減の主な理由であった。

一九〇〇年も過ぎた頃、山梨県の一人の少年が小学校を卒業するとハワイへ渡って行った。十三歳であったという。日本からの移民も自由移民になった頃のことであった。少年の年齢もおそらく数え年であるのだろうが、その外についても、たとえば生年も、親に連れられてハワイへ渡ったのか縁者を頼ってなのかどうか、単独であったのかどうかも、よくわからない。しかし後の行動を見れば、そして《志ヲ立テテ布哇《ハワイ》ニ渡リ》（『湯之沢聖バルナバ教会史』以下『教会史』と略）とあるから、少年は大志を抱いてハワイへ行ったのだろう。ハワイでは農業に従事したというから、最初は砂糖プランテーションで働いたと考えるのが最も一般的かも知れない。その後この少年は一九一二年（大正1）にはホノルルの目抜き通りで青物乾物を扱う「ホノルル商会」を友人と共同経営するまでになり、農園も持っていたということである。とすれば、二十歳そこそこで独立し経営者となっていたことになる。

十三歳でハワイに渡った少年、宿沢《しゅくさわ》薫は青年となり、若くして経営者となったのだから移民した人々の中でもほとんど将来の成功を約束された一人といえるだろう。だが移民の大部分は砂糖プランテーションで劣悪な労働条件の下で働いていた。白人労働者との賃金格差は大きかった。

一九〇九年（明治42）、日本人七千人による組織的な大ストライキがオアフ島で行われた。主要砂糖プランテーションの労働者全てが参加しての、賃上げを主にした待遇改善の要求であった。第一次ストライキである。ストライキそのものは敗れたが、後で賃金は白人労働者並に引き上げられた。そして一九二〇年（大正9）には参加数一万人以上の第二次ストライキがあり、フィリピン人も参加して行われた。時期からして、この青年はおそらくハワイでの日本人大ストライキを見るなり、体験した、に違いない。

宿沢薫は《資質穎敏《えいびん》ニシテ聡明、其ノ才幹ハ夙《つと》ニ在留邦人ノ間ニ認メラレ、殊《こと》ニ其《その》思想ト行動、隣人愛ト奉仕的精神ハ遂ニ「模範青年」トシテ土地ノ新聞ヨリ表彰セラルルニ至レリ》（同前、宿沢薫に関しては同書による）と記録に残されたように、活力に富んだ明朗な青年であったのだろう。共同経営とはいえ経営者として商売に励んでいたが、精神的な面ではキリスト教に触れ受洗していた。

ホノルル日本人教会で深尾泰次郎長老より受洗し、選ばれて教会役員や日曜学校の教師を務めたという。一九一二年の二月には、日本から渡米途中にハワイへ立ち寄った大藤鋳三郎司祭をホノルル聖三一教会で深尾長老と共に歓迎したというから、この教会の信者であったのだと思われる。《「模範青年」トシテ土地ノ新聞ヨリ表彰》されたというのは『ホノルル新聞』で取り上げたということらしい。『ホノルル新聞』は奥村多喜衛牧師と医師三田村敏行とで発刊したものであり、賭博・喧嘩・婦女誘拐・人身売買・飲酒・強請・売春が日常行われていた一角の《「醜窟攻撃、撲滅」の論陣をはっ》ていたという（『行こかメリケン、帰ろかジャパン』）。退嬰的な空気の中ではこの青年の《隣人愛ト奉仕的精神》はその行動力と共に《「醜窟攻撃、撲滅」》を訴える中では回りから際だっていただろう。

しかしこの誰からも好かれたであろう明朗快活な青年のハワイでの生活は頓挫する。病気に罹ったのである。しかもそれは癩、ハンセン病であった。一九一四年（大正3）の春、病気治療のため日本に帰ってきた。郷里へ戻り相談した結果、まだ軽症でもあることから、東京帝大で診察を受け通院治療をすることにした。本郷区龍岡町の病人宿に泊まり、治療に通ったのである。そしてこの宿の主人森田に草津湯之沢を紹介された。一九一四年五月、宿沢薫は草津湯之沢の双葉館へ向かったのである。

ハワイの砂糖プランテーションで生産され製糖工場で製品となった砂糖は輸出用換金作物であったから、当然消費地の欧米へ運ばれた。最初にハワイで砂糖プランテーションを作ったのはイギリス人であり、そのイギリスでも砂糖の消費量は増えていった。一六五〇年から一八〇〇年の百五十年間に砂糖の消費量は二百五十倍に増え、ジャムの消費量（すなわち砂糖の消費量）は増え、砂糖の消費は初期の貴族富裕階級から労働者階級にまで及んでいった。イギリスで砂糖の消費量が増え、ハワイに労働力として最初に中国人が移入した頃、おそらく砂糖を直接生産する側では決してなく砂糖の消費者となる一人の女の子がイギリスに誕生した。コンウォール・リーである。この頃日本の徳川幕府はイギリスと日英修好通商条約を結んだ。

一八五七年五月二十日にイギリス・カンタベリーのセント・ジョーンズ・プレース三番地で、メアリ・ヘレナ・コンウォール・リー（Mary Helena Cornwall Legh　以下、リー）は生まれた。父はエドモンド・コンウォール・リーといい、一八二一年生まれの陸軍中佐であった。コンウォール・リー家は男爵爵位継承権を持ち、父エドモンドはその六男であった。母ジュリアは一八二六年にイギリス領カナダ・ニューブラングウィッグの控訴院裁判官ネヴィル・パーカーの娘として生まれた。メアリ・ヘレナ・コンウォール・リーは貴族の家系に連なっていた。リーが二歳の時、インド駐屯の軍人でありクリミア戦争にも従軍した父は一八五九年にインドで三十七歳にして没した。残されたのは母と兄ネヴィル・エドモンドとの三人であったが、兄は一九〇二年四十八歳で亡くなり、母は一九〇七年七十一歳で亡くなった。近い肉親を全て失ったのである。

リーは幼少から聖書に親しんでいた。長じてフランスに遊学し音楽や絵画を学び、その後当時イギリスで唯一女の学習を認めていたスコットランドの聖アンドリウス大学に学んだ。入学したのではない。そこでは教育学、経済学、言語学、英文学を修めた。聖アンドリウス大学の一八七六年の学生数は百三十名であり、一八七〇年までにスコットランドの諸大学はあらゆる学問領域において着実に進展し始めており（『イギリスの大学』）その大学でリーは学び一八八六年二十九歳の時にＬＬＡ（Lady Literate in Arts）の称号を受けた。イギリスにおいて出来うる限りの最高の教育を受けたといえるだろう。そしてその蓄えたものは日本で存分に使われた。リーは児童文学の創作もし、その作品は出版されてもいた。教会の教育事業にもたずさわっていたという。兄の死後母と一緒に世界旅行に出かけ、母の故郷カナダへ行き、その際日本にも立ち寄ったという。

母を亡くした翌年一九〇八年（明治41）にリーは来日した。イギリス国教会の、日本に伝道を開始していた二つの伝道教会のうちの一つ、英国福音宣布協会＝ＳＰＧ（Society for the Propagation of the Gospel）に属したリーはその自給宣教師となった。聖公会東京主教の下に、伝道師井上照子に日本語を習いながら、千葉県神奈川県それに東京などで教会の伝道を助け、女性や男子青年に聖書講義や教理講話を始めていたという。そしてハンセン病者を受け入れていた東京目黒の慰廃園を時折訪れていた。同じイギリス人で聖公会宣教師リデルは、既に一八九五年（明治28）に九州熊本にハンセン病者のために回春病院を作り活動していたのであり、リーはそのことについては十分理解していた。

三　出会い

1　東京女医学校

服部ケサは確かな目的を持ち希望を胸に東京女医学校に入学した。入学月日は一九〇五年（明治38）八月二十日であるが、それ以前に上京し、兄躬治《もとはる》宅に同居していたのだろう。入学者簿には現住所として躬治宅である東京小石川御殿町百三十番地が記されている。ケサの投稿作品が『第九明治才媛文集』（明治38）に入選し、「よせあつめ」「日記の一節」が載っている。「日記の一節」には五月十五日〜十九日との日付があり、季節感の細やかな描写からするなら、事実そのままかどうかは分からないが創作にしてもそれ程事実から離れていないだろう。五月頃には上京していた。この二つの作品から見るなら兄一家となごやかに暮らしており、一回目の上京時にもこのようにして過ごしたのだろうと想像される。作品は躬治長男静夫、次男浄夫《すみお》のあどけなさが中心であり、義姉者《は》満《ま》と共に子供たちを連れての散歩の様子を記している。これからの勉学への覚悟決意はどこにも見られぬ作品である。この時、日露戦争はまだ終結していなかった。入学して二週間もしない九月五日、東京では日比谷公園に集まった人々により日比谷焼打事件がおこる。日露講和条約に反対しての動きであった。そのような東京で、ケサは学び始めたのであった。一九〇五年十月の『女子文壇』には「はがき文」欄の入選としてケサの「病院の一夜」が載っており、その時の住所は牛込となっている。東京女医学校に入学してすぐか、一、二カ月のうちには寮に入ったのだろう。

入学はしても医術開業試験に合格しなければ何の意味もなかった。試験は前期と後期に分かれ、後期はさらに学説と実地とからなり、一般的には前期に三年、後期に七年かかると言われていた。したがって東京女医学校に入学してくる女性たちは十年くらいの歳月をかける覚悟はしていた筈である。入学者はさまざまな年齢であったが、二十歳前後が多かったようである。

東京女医学校の創設者であり校長でもある吉岡弥生は生徒たちの先輩でありモデルであった。吉岡弥生は医術開業試験のための塾と言っていいような私立医学校済世《さいせい》学舎で男性に伍して学び、試験に合格した。自分の体験から、男性の中で数少ない女性が学ぶ困難さを感じていたところ、その済世学舎が女子学生の入学を拒否したのである。それが吉岡弥生を女医学校の創設へと決意させた。女医学校の開校早々に入学した生徒たちは医術開業試験を目的に勉学に励み、校長と共に学校を作っていった。創立年の一九〇〇年(明治33)には付属病院建設のために音楽会兼講演会を開き、生徒三十六名全員が入場券を売り捌いてその建設資金の一部を作ったという。この資金を元に、建物を建て、診療所と寄宿舎にした。こうして付属病院ができたのである。建物建設の翌々年の一九〇五年にはこの建物の西側に寮を新築し、西寮とした。ケサはこの寮に入った。服部ケサのアルバムには「西寮時代」と筆書きの説明の入った友人たちとの写真が残されている。

女医否定論も出る中で、十年の歳月を勉学にふりむける覚悟をもって開学間もない女医学校に入学してきた生徒たちは入学以前の困難も乗り越えてきた同志であり、同じ目的を持つ女性たちの絆は強かった。既成の権威をはね返した分だけ女性たちは立身出世の考え方とは無縁であり、試験合格後も営利のみを追求したりはしなかった。草創期の東京女医学校はまだまだ権威ではなかったのである。そして明治の女性たちは自分以外の者をふり返る心の広さも持っていた。後に服部ケサや三上チヨを後援したのもその表れである。

真剣な勉学のあいまには楽しみもあった。ケサ入学の翌年十月には遠足に出かけている。すしを作り蜜柑や梨を持って軍艦敷島を見学に行ったのである。朝暗いうちに起きて電車に乗り、夜遅く帰ってくるという遠足であった。学校全体であるのか有志であるのか分からないが、学友と《師の君》と共に、日露戦争で活躍した敷島艦と戦利艦ボルタワを見に行っている。軍艦敷島は内部を公開していたのであった。見学者は引きも切らない。ケサ入学以前のことであるが東京女医学校では日露戦争時には健胃剤「征露丸」を作って軍へ納めたり、講師が出征し生徒四人が陸軍看護婦として応召出征している（「日本女医五十年史」）。この四人の応召看護婦は日本赤十字社の養成看護婦であったのだろう。記憶に新しい日露戦争跡を目の当たりにした遠足であった。この遠足の様子は《（十月三十日）》という日付があり、妹へ報告するという体裁の「浜の一日」として『第十一明治才媛文集』（明治39）の「才華編」に入選掲載されている。ケサはすっかり東京女医学校の生徒になっていた。

文学は最も身近なところにあり血肉となっていたケサは間もなく東京女医学校の機関誌『女医界』に「寄宿舎便り」を載せるようになる。この頃の『女医界』を見ることは出来ないのだが、これは一九〇五年（明治38）十一月創刊で、毎月一回発行。十号までは井手（竹内）茂代編輯、次の編集者が一年ほど続け、その後服部ケサが継承したらしい。藤沢かめのによれば前期試験に合格後、校風会雑誌の編集をしたということである（「ことども」）。どちらにしても「寄宿舎だより」は在校生たちに好評であった。ケサは書くことに喜びを見出しながら寄宿舎の様子を筆にのせていったのだろう。

東京女医学校では医術開業試験の前期試験合格者は出していたが、後期試験の合格者はまだ出していなかった。試験合格者が出ないということは生徒にとっても不安であるが、対外的には学校の信用にかかわることになる。学校創設八年目にしてやっと始めての後期試験の合格者を出した。その待望の記念すべき第一号合格者は竹内（井手）茂代であった。竹内は一九〇二年（明治35）に入学していたから六年で免許状を手にしたのである。竹内に続いて木坂ゆきが合格。後期生は後に続いていたから、順次合格者は出てくることになる。竹内茂代の合格はケサ入学後三年目であった。医術開業試験に合格すれば学校に用はない。卒業である。それまで東京女医学校から医術開業試験合格者は出しておらず、それはすなわち医師誕生がないということであり、誰一人卒業した者はなかったのである。ここで始めて卒業式が可能となった。第一回卒業式が六月二十一日同校内で盛大に行われた。卒業生十九名。後期試験合格者二名と前期試験の合格者十七名である。前期試験合格者がなぜ卒業するのかは分からない。大隅重信伯を初めとして文部省の役人、医学界から入沢達吉等々の来賓を招いての式であった。来賓たちの祝辞は女医否定や肯定があり、卒業式としてはかってない盛んな女医肯否論の展開になったという。式後は食堂を開きビールまで出てさまざまな余興を添えた会となった。同校で行われたこの式に、在学中でもあるから、おそらくケサも出席していたことだろう。そして来賓たちの女医否定や肯定の祝辞も聞いていた。この頃には医術開業試験に合格した女性は百五十人くらいになっていたから、女医肯否論もうるさく出てきていた。医師とは男がなるものなのに変則として女がなっていたから「女医」であった。それは少数者を意味してもいた。

服部ケサが前期試験に合格したのはこの卒業式が行われた翌一九〇九年(明治42)十月であった。試験は年二回、春秋に行われ、十月十五日付けの官報にその名が見えている。前期試験は解剖学、物理学、生理学、化学の四科目である。尋常高等小学校八年を終えた後は家事手伝いの傍ら仕立物をし、時折文芸雑誌や小説などを読んでいたに過ぎないケサは、やっとここまで勉強の成果を上げることが出来た。前期試験突破の知らせは郷里の父母、姉夫婦、兄にも、上京してきたばかりの妹テイ・水野仙子にも届いたことだろう。ケサは在京の兄躬治宅には時々行っていた。

しかし道はまだ遠く、後期試験という大きな山が待っていた。前期試験は四科目であったが、後期試験の学説は外科学、内科学、産科学、薬物学、眼科学、衛生学、の六科目である。学説試験に受かった者が実地試験を受けることになる。この時期、前期試験合格から五年の間に後期の学説、実地試験にまで合格しないと十年近くの努力が全て無意味となる。

医術開業試験は西洋医師不足の解消を図るための便宜的な促成養成であったから、ある程度の西洋医の数が確保されれば排除される運命にある。一九〇〇年頃になると内務省の医術開業試験に対する批判が出始めた。それは医師側の権利強化のねらいであり医育統一を訴えるものであった。医学教育の統一は必要であった。一九〇三年(明治36)には「専門学校令」が出され、それ以前に出来ていた官公私立の医学専門学校もこの法令下の専門学校となる。同時に内務省管轄であった医術開業試験は文部省下の試験となった。これらを経て近代的医師の身分法である「医師法」が一九〇六年（明治39）に制定された。

この法律によって医師資格は、帝大医科大学卒業生、官公立または文部大臣指定の私立医学専門学校卒業生、医師試験合格者の三通りの者に与えられることになった。同時に医術開業試験はこの法律制定の八年後の一九一四年（大正3）に廃止することに決定した。その後は医師試験として、受験資格は専門学校卒業以上ということになった。つまり少なくても医学専門学校を卒業しなければ受験資格はないということである。帝大医科大学卒業生、官公私立または文部大臣指定の私立医学校卒業生は試験免除である。「専門学校令」ではなく「私立学校令」に基づく私立東京女医学校は医術開業試験廃止までに医学専門学校にならなければ無意味であり、廃校せざるを得ない。それは、一東京女医学校という学校の存続か否かということではあるが、また女性の医学修得の機会がより少なくなることでもあった。大学はもちろん官公私立の医学専門学校で女の入学を認めているところはなかった。法律制定にもかかわらず法律実施が実現できない矛盾が、女に限り、あった。女は医師への道を閉ざされることになる。一九〇六年「医師法」制定時、私立東京女医学校は一人の医師も生み出してはいなかった。一九〇八年（明治41）合格の竹内茂代を第一号として医術開業試験合格者の医師を順次出していったことは、女医学校から医学専門学校へと昇格を意図して動いていた吉岡弥生等には大きな実績であり励みであったろう。

八年後の医術開業試験の廃止ということは、学校存続という問題以上に服部ケサやその前後に入学した者には大きな時間の制約であった。「医師法」制定一年前に入学した服部ケサは、法律制定以前に医術開業試験の廃止論が出ていたことを知っていたのだろうか。そしてまたこの法律制定をどのように受け止めたのか。医術開業試験の廃止までには何とか合格するという漠然としたものがあったのか、または絶対に合格するという強い意志があったのか、何も残されてはいない。この時代、女が医師になろうとしたらこの試験を受ける以外に手段はなかった。医術開業試験の廃止が目の前に迫った時期に、後期学説、実地試験を受けるというのは、時間との格闘でもあった。東京女子医学専門学校になったとしても入学し直す訳にはいかないだろう。医学専門学校に入学するには女学校卒業の資格が必要であり、ケサは女学校を出ていない。何よりも十年近い歳月は過ぎていた。

ケサが前期試験に合格した年に東京女医学校は、東京女子医学専門学校設立の申請書を、東京府を経て文部省に提出した。黙殺や申請書の却下ということを経ながらも、一九一二年（明治45）三月ついに「専門学校令」による東京女子医学専門学校が認可された。これ以後は卒業すれば医師試験の受験資格を得られることになった。そして一九二〇年（大正9）に文部大臣指定校となり、卒業すれば医師試験を受験せずとも医師資格を得ることが可能となった。しかし服部ケサにはとうに関係のないことであった。

東京女医学校で学んだのはもちろん医学であったが、服部ケサは学友を通してもう一つ大きな出会いをもった。キリスト教である。医学とキリスト教信仰があったからこそ草津へ向かったのである。ケサは東京以前に須賀川でもほんの少しキリスト教に触れている。一九〇三年（明治36）十月二十七日の日記にその記述が見えるのだが、須賀川へ外国人女性宣教師が日本人女性の通訳を伴ってやって来て、演説会を開いている。夕食後提灯を下げた友人が不意に誘いに来て、ケサは聞きに出かけたのである。妹テイを誘ったのだが「あんな処いやなこった」という返事が返ってきた。再度の演説会が翌月の十一月二十三日にもあったが、これは父の許しがなく行けずにケサは涙をこぼしている。

須賀川にキリスト教が伝えられたのは一八八六年（明治19）頃からであり、一八九五年（明治28）には日本基督教会の講義所が開設されている。日本基督教会は日本基督一致教会が名称を改めたものであり、山形市で三上チヨが幼い頃日曜学校に通ったのと同じ系列の教会である。宣教師モールや押川方義らも須賀川に来て演説会を開き、幻灯会などもあり多くの聴衆を集めた。一九〇三年の何度かの演説会のうち、ケサが聞きに行ったのはシュネーダー夫人の演説会であった。

《私は何も信者でないからキリストを信じいくのでハ毛頭ない。只後学のために人の話を伺ふのハ身の修業と思ふからのことだ　旧思想の人にてとてもいってもだめだ。其れもわが子悪しかれと思ふ者ハないけれども》とその日の日記に記す。妹テイはケサよりも自分の内に強固なものを持っている。妹テイに比べてケサには内省的宗教的な面がより強い。後学のため、身の修業のため、とはいえ聞きたい気持ちがある。テイ・水野仙子は後年父の言葉として「耶蘇と露探にはなってくれるな」ということを書いているから、父にはキリスト教に対して新しく怪しげなもので心を許してはいけないもの、に見えていたのだろう。須賀川で触れたキリスト教は多分この程度だったのだろう。父の反対に涙をこぼしても、子を思う親の気持ちを理解しているし、ケサはこの時にはそれ以上の関心を持たずに終わった。だが、あるいは記憶には残ったかも知れない。

しかし東京女医学校の学友に誘われた時は以前とは違った。東京も五年目となり医術開業試験の前期試験にも合格した翌年、《〔明治〕四十三年（一九一〇）春浅き頃、学友に誘はれて当時本郷区駒込千駄木林町にありし富永徳磨氏の駒込基督会に至り道をき》いたのである（「ことども」）。誘った学友は小林妙子、駒込基督会は本郷区駒込林町五番地にあった。ケサは《「私はどんなことがあっても決してキリスト教信者にならない」と言い張って居た。所が駒込基督会会員の前場〔藤沢〕かめの姉が服部姉を熱心に基督会に導いた》（『富永徳磨先生記念文集』）ということであった。ケサを熱心に基督会に導いたという藤沢かめのは《元来霊的なりし姉が信仰の進歩は著しきものあり、歓喜法悦に充されたる姉は遂に同年六月十二日牧師富永徳磨氏によりて受洗し「クリスチャン」としての生涯に入る》（「ことども」）と書いている。

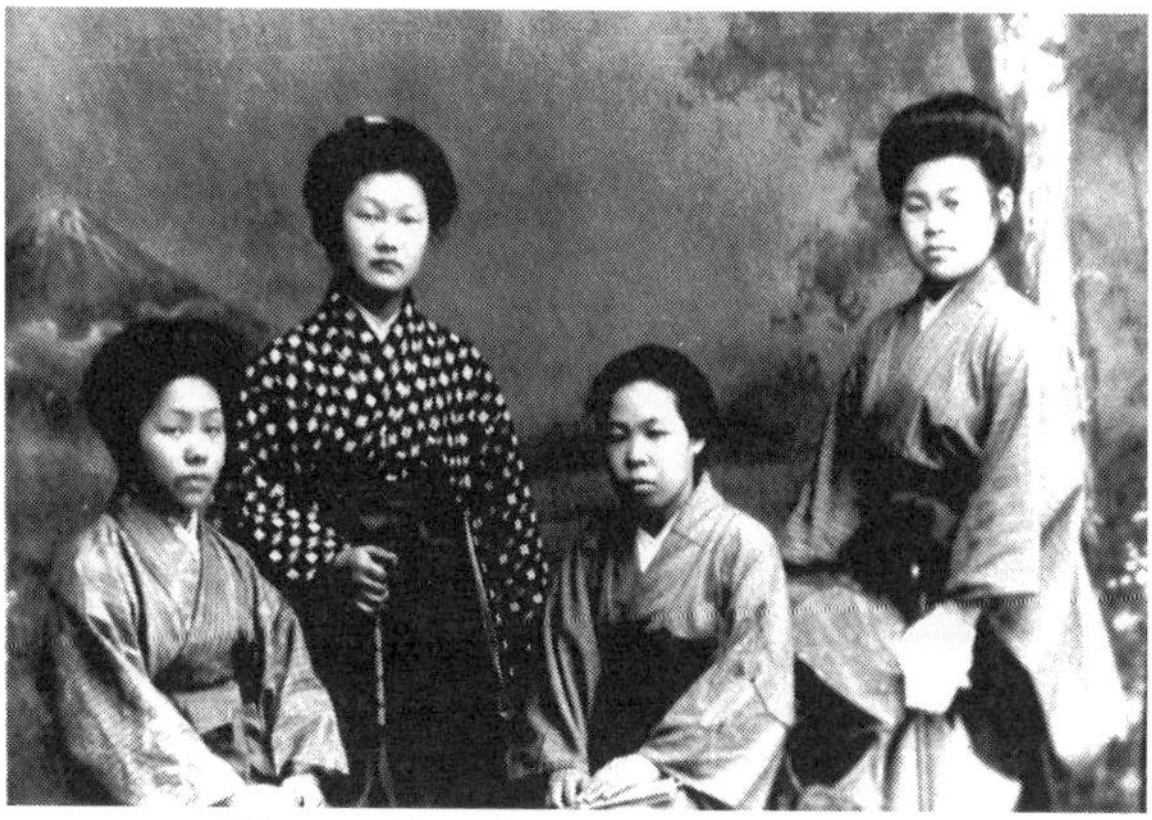
服部ケサ（右から二番め）　明治44年6月14日

　服部ケサが学友に誘われて訪ねた時、駒込基督会は創立三年目であり富永徳磨はすでに説教集や翻訳書、神学書を出版していた。学友もさることながら富永徳磨にも納得するものがあったのだろう。半年もしないうちに服部ケサは受洗した。駒込基督会は《一高、帝大、早稲田、慶応、東京高師、お茶の水女高師、東京女子大学、東京女医専等の学生及びその出身者が多》かったという（『キリストの新精神』)。東京女医学校は水曜日が休日だったため、駒込基督会では水曜日に聖書研究会を開いていた。

富永徳麿（一八七五―一九三〇）は大分県佐伯市生まれ、佐伯メソジスト教会で受洗している。私立鶴谷学館在学中教師国木田独歩の影響を受け、独歩に伴われ他の学生五名と共に上京すると、日本キリスト教会の伝道師となり、石川県金沢石浦町教会牧師となる。一九〇七年（明治40）三十歳の時単立の「駒込基督会」を本郷区の前記場所に起こした。自宅でもあったそこで弟妹四人と学生六人で始めたのである。弟妹のうち長妹トミは、佐々木信子と破婚したかつての師国木田独歩に求婚されたが、兄徳麿や家族は反対し成立しなかった。《その時の失恋後の先生は佐伯に居られた時とは大へんちがって、生活も乱れて居りましたし、また当時は小説家というものをそれほど重視せず、戯作者的にしか見ておりませんでしたので、家の者が私の件は御断りする事にしたのでした》（『若き日の国木田独歩』）というのが富永トミ自身の思い出である。服部ケサの日記には《おトミさん》として記されている。一九一九年（大正8）三月二日には八木重吉が富永徳麿より受洗している。

ケサの生活は医学の勉強、というよりも受験勉強、と駒込基督会を中心とするキリスト教信仰が中心となっていった。ところが受洗して間もなくの九月、東京女医学校の北寮にいる時赤痢に罹った。ただちに付属病院に入院治療。《次いで腎臓炎其他の合併症を起こしたがために、非常に重態に陥り、食塩水の皮下注射をさへ受くるまでになりました。徒《いたずら》に只一人志を抱いて終るかも知れない状態でありました。此《この》時吉岡先生を始め、井手姉長塩姉尾崎政乃姉其他同窓諸姉の御懇切なる御加療と御看護を受けし事により、一方には、教会の牧師信仰の友の熱禱によりて、極度に衰弱した身体は百余日にして死の境界を脱せしめられました》（「湯之沢に来て」）。もちろん生地須賀川からやって来た母セイも、在京中の妹テイも看病にあたっていた。

一時は死を覚悟したということは生きることへの謙虚さと使命を自覚させた。ケサは教会の回覧雑誌に「この再生の恩を如何にして報《むく》ふべきか」（「ことども」）という一文を書いたという。今は見ることはできないが、藤沢がこのことを書き残しているのは、この文章に何らかの心に残るものがあり記憶していたからだろう。藤沢は《其信仰に一段の光彩を添へたるはこの時なり》と続けている。《此世には何の益無きが如き卑しき身をも、神の愛と人の人力とに依つて、再生を許されたのは、特別に此身に応じたる任務を負はせられる為めである事を固く信じ、残る生涯をば、ひたすらに神と哀れなる病友の為に捧げて、幾分の印となしたいと、新たに使命を覚えました》（「湯之沢に来て」）と十二年後にケサは書いているが、この気持ちは生涯変わらなかったのだろう。生かされていることの感謝は「この再生の恩を如何にして報ふべきか」という題に凝縮されている。生かされていることの思いは自分自身ばかりではなく、他の生きるものすべてへ向かっていく。生かされているものとしてすべては平等である。ここから出てくるのは「謝恩の印」である何らかの使命、であった。それは己を空しくし得るものであった。目的としての使命ではなく感謝のほとばしりであり、対象を選ばない。ケサは死をも覚悟した病気を経ることにより信仰的にも人間的にも深さを増していった。死を覚悟するところから再生したということは己を空しくする覚悟もできたということであったろう。もともと内向的であったケサはその内面を磨いていった。

しかし肉体の方は反対に大きな傷を残すことになった。《重患後に遺された、心弁膜不全閉鎖症は日常の起居にさへも、心悸亢進を募らせる有様》（同前）となったのである。藤沢によればケサにはかねてより《軽度の増帽弁疾患》があったということである。日常生活にも支障があるということは、期限の限られている医術開業試験に対しての勉強にも無理ができなかったということだった。《過度の勉強後は屢々《しばしば》心悸亢進呼吸促迫のため苦しむ事少なからず》と藤沢が書いているのは傍でその姿を見ることがあったのだろう。そしてその病で後々までも苦しむ事になる。

ケサは精神的に深められ肉体的に重荷を負わせられた病気を持ち、残りの後期試験に向かっていった。実は東京女医学校が「専門学校令」による東京女子医学専門学校として認可されても、諸規則改正のために、東京女医学校は医術開業試験廃止まで存続していたのである（『東京女子医科大学八十年史』）。だが学校の主力は医学専門学校にあるし、ケサたち医術開業試験受験者は医学専門学校生となることはできないし、受験のためには東京女医学校にいるよりは都合がよいとして退学した。ケサたちは前期試験には合格していたのである。ケサは退学し寮を出て本郷区駒込千駄木町十番地に藤沢かめのと共に一家を借りたのであった。その後転居したかどうか、その外に他の学友が同宿していたかどうかは分からない。一九一四年（大正3）の日記からするなら、一階には信州から出てきたおばあさんがいた。そして幼い女の子二人もいた。ケサたちが二階に間借りしていたのか、信州からのおばあさんたちを一階に間借りさせていたのかは分からないが、一家を借りたのである。このおばあさんは文字を書けず、ケサはこの人の子供に出す手紙を代筆している。

東京女医学校を退学したケサたちは寮を出て一家を借り、そこから短期の医学講習会に通った。まさに受験勉強であった。東京女子医大によれば服部ケサも藤沢かめのも卒業生とは扱っていない、ということである。学制も医制もまだ整わぬ時期の日本に生まれたケサたちであったが、もう日本はそのような時期を脱していた。医術開業試験は未整理となった医制の異物であった。須賀川に製本して残された服部ケサの医学ノートには東京女医学校外の短期医学講習会名も見えている。医学ノートには《〔明治〕四十四年冬》《東京女医学校にて》という記載もあるが、この年以後は東京女医学校名はなく、「東京講医会」「日本医学専門学校講習会」「中央講習会」の講習名が記録されている。医術開業試験のための講習会であった。その度毎に講習受講料を払い、場所も異なる講習会へ出かけて行き講義を聞いた。夏の暑い日には汗で重くなった着物に疲れ、冬は炭火で暖を取った。《屢々心悸亢進呼吸促進》を伴いながら……。

　東京女医学校を退学して後期試験に備えるべく本郷区千駄木町十番地に一家を借りた年、一九一一年（明治44）十二月三十日に父直太郎は亡くなる。そして翌年四月六日母セイもその後を追った。明治の最後の年であった。まだケサは医術開業試験の前期試験に通ったというだけで、これから先、果たして三年のうちに後期試験に受かるかどうかもわからずにいた。その成果を父母に示すことも出来ないうちに、両親とも旅立ってしまった。父母共に体の弱いケサの身を、試験のことと共に心配していただろうし、ケサにしても合格の報を告げることも出来ずに父母を続けて亡くしたことは痛恨事でもあったろう。悲しみも深かった。傍で見ていた藤沢は《重なる悲嘆に健康勝れざる日多かりしも哲理を信じて嘗《かつ》てつぶやく事なかりき》（「ことども」）と書く。悲しみは胸の奥深くしまい込まれた。《人の代筆にて「母より」と記す、アアこの文字》（大正3・1・18）《奥様のやつれたる御様子を見てそゞろ往事の母上を思ひ出す》（同2・11）、と日記には内心を伺わせることを記していた。何としても試験に合格しなければならなかった。あと二年のうちに。

服部ケサが後期学説試験に合格したのは一九一三年（大正2）九月であった。医術開業試験の廃止が迫ってくると、春秋の年二回に行われる定期試験の外に、臨時試験も行われるようになった。受験者の救済措置であったのだろう。「医師法」制定八年後に廃止になる予定であった医術開業試験は、実際には一年延長された。試験は一科目三時間、二科目ずつ三日かけて行われた。

ケサが受けたのはこの年の九月一日から三日にかけて行われた第二回医術開業試験であった。定期試験である。場所は第一高等学校。この年の第一回の場合、前期試験の出願者数四九五〇名中合格者は六十八名、後期学説試験出願者数二六七四人中合格者は二十八名であったから、この時は約一パーセント強の合格率である。第二回目もそう違いはないだろう。九月三十日に合格者が発表された。ケサの名は友人の名と共に合格者の中にあった。ただちに翌日、実地試験の日割りと受験人名が官報に発表された。ケサは十月十五日、十六日であったが、これには不合格であった。翌年一月十九日から始まる臨時後期実地試験に出願した。この実地試験に合格してはじめて医術開業試験に合格したことになる。実地試験にむけて学んでいた姿が、残された一九一四年（大正3）の日記に見ることができる。日記帳には一月の予定として次のような心覚えが書き付けてある。ケサの受験日は二月に入ってからであり、二月に受ける実地試験を目の前にしての日常である。

1　教会　試験終了まで朝礼拝に欠席、夕出席（ポリクリのため）
2　第二、第四水曜日　午後聖書研究会

3　東京講医会臨床講義　　毎日午後四時乃至五時より出席
4　赤坂新町済民協会施療所へ　　火、木、土、午後助手として出席
5　済世ポリクリ会へ　　一週に数回出席

「ポリクリ」とは臨床実習のことであるから、これを見る限り生活は教会と受験勉強のみである。ケサ自身が記しているように《受験勉強と云ふ一種の恐怖症》（「湯之沢に来て」）に駆られる生活である。学科試験には合格しているから、机上の勉強ではない。実技である。「済世ポリクリ会」の会場は《化物の出さうな古屋敷、柱も床もあぶなき程傾斜して敷居には虫ばみたるなど昨日迄のお寺と心に比較して暫時寂然たりき》（大正3・1・15）というものであった。三回分ずつ会費を払い、一月分の「ポリクリ代」はしめて八円五十銭であった。時間も早朝から始まっている。《東京講義会の臨床講義》を午後遅く受け、《赤坂新町済民協会施療所へ助手として出席》した。こちらは夜であり、時には夜十時までかかっている。これらの患者は貧困病者であり施療である。学用患者であった。ここでは施療の名の下に貧困患者は、医学教育、端的に言えば医術開業試験のために存在している。医術開業試験用ばかりではなく、各大学各医学校付属病院は医師養成のために建設されていた。ケサの日記からみると「赤坂済民協会施療所」の医師の中には実地試験の試験官をする者もあったようである。

一月十日には実地試験の日割と受験者名が官報で発表され、各自に通知があった。ケサの受験日は二月の二日三日と二日間で、ともに午後からである。会場は医術開業試験場、すなわち永楽病院

であった。永楽病院は施療病院であり、医術開業試験用を兼ねて後藤新平の献策により内務省が一八九七年（明治30）に設立したものである。

二日三日の実地試験の結果は二日後の五日に出た。《午前中は足袋つぎなどして暮す。午後となりて試験の事気にかゝりK（藤沢かめの）さんとして文部省に見に行く。此間の恐怖心は何とも云ひ様なし。僥倖にも三〇〇号の番号は張り出されてあれど二九四号と云ふKさんのは見えず。其失望を推しては言葉も出ず》（同2・5）。服部ケサはここで晴れて医術開業試験に合格した。志を立てて九年間、その間には生死をさまよう大病もし、その後遺症を抱えることになった日々であり、入学した東京女医学校も受験のためには退学したが、とうとう《一片の空想》に終わることなく晴れて医師となった。二月十六日には合格の証書を文部省に取りに行った。《十時頃文部省に行く。途中既に帰る人に逢ふ。最後の証書を得んがために奮闘努力せし事幾年　やう〳〵にして此安心を得たり、されどこれが天にも昇る嬉びと云ふにはあらず》（同2・16）という心境を記す。医籍登録は九月八日、試験は文部省であるが医籍登録は内務省である。服部ケサが合格した二月には、医籍登録した女性は三百人程になっていた。

合格したことは須賀川の姉セツの下へも、在京の兄躬治、妹テイの下にも、友人たちへもその日のうちに手紙を書いて報せた。駒込基督会の富永牧師に報告へ行き、兄躬治宅も訪ねた。七日にはもう妹テイから返事が来た。七日の日記には《貞子は取れたのをおどろいて居る。全くの処だから》とある。

医術開業試験に合格しても、浮かれてはいられなかった。その後の身の処し方が決まっていない。

実地試験に合格したら受けたいと思っていた講習を受けることにした。講習料は十八円かかるから、学資を出してくれている須賀川の姉セツに相談している。その返事を待って受けることにした。藤沢が《身体虚弱なる故を以て眼科をゑらび神田の小川氏の下に眼科を研究すること数ヶ月》（「こども」）としているものである。期間は数カ月ではなく二月十四日から三月十五日までの四週間である。東京下谷池ノ端仲町小川眼科医院では二月十五日から三月十五日まで第八回小川眼科講習会を開いていた。火木土は午後一時から三時まで、月水金は午後二時から八時までである。眼科手術学、眼科診断学、眼科生理である（『中外医事新報』813号）。千駄木林町から池ノ端まで時にはぬかる道を一時間かけて歩いて通った。講習会の終わりには記念写真も撮った。

その間本所の兄躬治のもとに今後の身の振り方について相談に行っている。同居している友人藤沢かめのとも話す。《新聞には上野の彼岸桜の花だよりをのせて居るのに今日の雨と寒さとはおどろくの外は無い。暖かく湿っぽく面白くない日、午後はさくら餅に蜜をたらしながら、Kさんと語る。これからの事など問ひもし語りもしながら解決はつかない。職業のある女、教育のある女を見る社会の眼についてなど個人の偏見などを話す。一処に出かけ乍《なが》ら、語る。毎日同じ様な話をしてもつきないのは本当に意気が投合してるからか》（同3・9）。毎日の話題はこのようなものであった。最も関心があり当面している問題であった。それはこの二人ばかりではなく、医師を目指している女性たちの問題であり、教育のある女、教育の有無に関わらず家業以外に自分自身の職業を持つ女たちの問題であった。すべての女が抱えている問題であった。この時女たちだけの雑誌『青鞜』は伊藤野枝の編集でまだ出ていた。「新しい女」をジャーナリズムは囃し立てていた。同じ問題を抱えていても彼女らは交差することはなかったが、服部ケサの実妹テイ水野仙子は「青鞜」社員になっていた。この妹テイと共にケサは四月四日に帰省し二人とも一ヵ月程須賀川に滞在した。母の三回忌の法要もあり、長年の勉強の成果を携えての帰省であった。その時の写真が残っている。

服部ケサが長年月をかけて医師になったにもかかわらず今後の方針が定まらず行き悩んでいたのは、実地研修の場がなかったからである。この時点より以前のことであるが多川澄は《その頃の医学の実地研究の容易ならざることも特筆すべきである。当時女医学生乃至《ないし》女医に許された研究場所としては本郷湯島の順天堂病院、神田駿河台の山龍堂病院、矢ノ倉桜井病院、日本橋蠣殻町告成病院、神田駿河台の高田病院》（『日本女医五十年史』）等々であったとしている。しかもこれらの病院に入門料や月謝を出して男医の陰から傍聴させてもらったという。これは「女医」出現の初期のことであるが、「女医」が三百人にも達した服部ケサのころもあまり変わりなかった。

試験合格の報告の二月六日につづき、《兄上のお葉書で唐沢さんは三井病院は駄目、大学の傍観を隔日位ひにする事は出来る、と》と知らせがきて三月六日も本所の兄躬治のところへ行き今後の相談をした。三井病院も女は医師としては採用しないのである。二十七日にまた兄の元へ行く。《兄上と研究の事について話す。看護婦としても大学へ入った方がいい》（同3・27）というのが兄の意見である。五月八日に兄がケサのところにやって来た。《思ひがけなく兄上がゐらして、久保さんの弟さんにお目にかゝられた帰りで、私の方針についての話。高等学校前までおくり、それから大学の中を散歩、月が妙に赤い色をしてる。生田さんのご親切を感服して話す》（同5・8）。兄躬治は妹のために、かつての短歌革新の結社「いかづち会」の仲間久保猪之吉の弟久保護躬《もりみ》を東京帝大に訪ね、医師になった妹の今後の方針について意見を聞いたのだろう。その帰りに妹のところに寄った。おそらくこの結果、三井慈善病院に看護婦として入ることにした。翌日早速三井病院に電話をし、富永牧師からの応援もあり、十一日に病院を訪問し、十五日から三井慈善病院の看護婦として住み込むことに決まったのである。

ケサ自身によれば《特殊病者を取り扱ふ為、殊に看護上の知識を一般的に知るため、且つは実地修行の目的を以て》（「湯之沢に来て」）決めたというのであり、藤沢によれば《当時未だ女医の研究門戸甚だ狭くして意の如くならざるを嘆じ、実地研究の為意を決して》（「ことども」）看護婦として三井慈善病院に就職したのである。ケサは《実地修行の目的》を二次的な事としているが、この場合藤沢が書いている方が事実に近いだろう。入ってまもなくの五月には《病室には少しなれても私は入った目的に向って進もうとしない。用のない時もせいぜい新聞を見る位ひ。これじや仕方がない》（同5・29）と書き、《ぐづ〳〵するうち一ヶ月にもなるのぢやないかと気がつき、せめて既往症、○○症なりを写して置うと思ってもひまがない。それに原語が走り書きしてあるので困らされる》（同6・6）と書いている。これらの記述は目的があることを示唆しており、それは実地研究であっただろう。

2　慈善病院

「救癩」と共にもはや歴史的なことばとなった「慈善病院」であるが、これは施療を目的とした病院である。「施療」自体も歴史的なことばと言っていいだろう。日本の近代の施療施設をたどれば、東京では近世の小石川養生所に行き着く。

一八七四年（明治7）に「医制」が整えられ「恤救規則《じゅっきゅう》」が出されたが、《「恤救規則」においては、医療面の救護は、形式的にも実質的にも何ら考慮されることがなかった》（『医制百年史』）のである。それは医療制度が未発達であったのと、古来仁術であった医療は公的扶助として考えられなかったからであるという。つまり医療行為自体が言わば福祉そのものであった。日本の近代において社会政策として医療保護はなかったのであり、医療面の救護は恩恵的任意的な民間事業に任されていた。

したがって制度として存在しない医療保護であればなお、近代の貧しい日本にはそれを必要とする人々は多くいたわけである。医療面の救護を要する個々の人々は民間事業に頼る外には、医師養成や医学研究のための施療、すなわち学用患者として出現する。一九一一年（明治44）に東京帝大付属病院に結核のため入院した石川啄木はまさにその施療患者であった。国立の施療病院としては前述の永楽病院があるが、これは医術開業試験に用いるというのが主目的であった。後藤新平は社会政策的観点から施療病院の必要性を主張していた。麹町区永楽町旧東京控訴院跡に開院した永楽病院は衛生局長の後藤新平が主幹であった。

制度が整わなくても現実に医療を求め医療保護を必要とする人々がいるのだから、施療病院の必要性は医界でも問題とされていた。明治維新後の数少ない官立病院は貧しい患者も対象としていたが、十四年（一八八一）の政変後、官立病院はさらに減らされ、対象も中等以上の患者としていったため、多くの病者はほとんど医療から見放されていった。そして都市の貧しい病者ばかりではなく、窮乏化する農村部も、西洋医の絶対数不足の上に従来の漢方医は認められないため医師不在となり、無医村という医療の空白地、つまり医療の現物給付、供給がない状態となった。それは後々問題化されていくのである。

医療面の救護で恩恵的任意的な民間事業のひとつでありまた代表的なのが、財団法人三井慈善病院であった。この病院は一九〇六年（明治39）に設立、開院は一九〇九年（明治42）三月であり、三井家が百万円を投じた施療専門の病院である。三井慈善病院設立の前には東京慈恵医院が施療事業の拡張を図ったり、東京市の施療病院が設立されたり、さらに恩賜財団済生会が設立され施療も始められていた。恩賜財団済生会の設立は、幸徳秋水らを大逆罪として逮捕、死刑にした幸徳事件の後、無政府主義、社会主義運動を押さえ、社会不安を緩和するのが目的であった。日露戦後の社会不安も大きかった。

財団法人三井慈善病院（以下「三井病院」）は、泉橋慈善病院（一九一九）、三井厚生病院（一九四三）と名称を変え、現在は社会福祉法人三井記念病院（一九七〇）となっている。慈善病院初期の看護婦たちの様子は詳しくは分からない。だがこの三井病院で服部ケサと三上チヨは看護婦として出会ったのである。開院当時の診療科目は内科、外科、眼科、耳鼻咽喉科、皮膚病科であり、二年後に小児科、産婦人科が、四年後には光線療法科（後、放射線科と改称）も加えられた。《患者の診療は東京帝国大学に依頼》し《開院以来連日患者の診療を乞うもの千人におよび、これを六、七百人に制限するのに苦心したものであった。とにかく入院、外来とも無料であるうえ、医師はすべて東大の先生というのだから無理のないことである》（『三友新聞』'65・7・29「三井厚生病院の今昔」）ということであった。

《該病院建築に要せし費用は四十万円、敷地は、約四千坪にして、建物は階上を合して、二千坪に及ぶ、病室の数は拾〔一〕室にして、寝台は百二十台、外に事務室、医員室、患者控室、外来患者診察室、手術室、「エッキス」光線室、病理研究室、調剤室、薬品試験室、消毒室、洗濯室、機械室、標本室、講堂、図書室、看護婦寄宿舎等の設けあり》と一九〇九年（明治42）の『中外医事新報』（六九七号）は伝えている。

一九一四年（大正3）の『中外医事新報』（八二二号）によれば一九一三年度の「三井慈善病院成績」として、施療外来患者数十七万七千九百九十二名、入院患者数千二百二名、一日平均外来患者数五百八十名、入院患者数百七名、医員数四十六名、薬剤局員六名、事務員五名、看護婦八十三名であり、経費総額は八万三千八百八十七円十銭である。看護婦講習生がおり、医師を対象とした講習会が開かれ、医学講演を行う集談会も開かれていた。ただ講習会や集談会は三井病院特有ということではなく、服部ケサが小川眼科医院で眼科を学んだように、他の病院でも行っていた。

服部ケサが兄躬治と相談の結果、看護婦として三井病院に入ったのは、病院の体制として「研究のため」ということにある程度の納得がいったのだろう。兄躬治は研究のためには「看護婦としても大学へ入った方がいい」と言ったのであり、「久保さんの弟さん」と相談の結果、看護婦として入るなら大学とそう違わない環境であると判断したのだろう。この当時大学に籍のある医師は自宅で開業することも、このように三井病院で診療することも自由であった。

ケサは就職のために三井病院を訪問した。面接である。《船尾氏は直《じか》に御逢ひ下され、次で唐沢博士、婦長にも御目にかゝる事が出来た。三号室の看護婦として住み込む事となった》（大正3・5・11）。三井病院の事務長船尾栄太郎は、駒込基督会の牧師富永徳磨とも知り合いのクリスチャンであった。富永牧師は船尾にケサの三井病院への就職について口添えをしてくれた。婦長は綿谷礼《れ》利《り》といい、日赤出身であり、一九一二年（明治45）にドイツのケルンで開かれた第三回ＩＣＮ（International Council of Nurse 国際看護婦大会）に出席している。綿谷礼利もクリスチャンであった。ちなみに綿谷礼利は日赤の看護学校を卒業しているが、父親がドイツ人でありながら日赤に入ったというのは画期的なことであったという。

唐沢博士というのは唐沢光徳、当時の肩書は東京帝国大学医科大学講師であり、三井病院の小児科医師であった。

ケサは五月十五日に三井病院へ入った。三病室（病棟）付きの看護婦であった。『財団法人泉橋病院三十年略史』（以下『三十年略史』）中の略図には第一、第二、第三病室に分かれている。看護婦寄宿舎の部屋番号なのだろうが、十九号室の住人となった。同室者は五人。勤務時間は午前八時から午後八時までの十二時間である。夜勤は午後八時から翌朝八時までで、二交代のようである。日曜日は基本的に休み。給料は《婦長が日給を話された。本病院卒業生の看護婦は一日三十銭、と》（同5・21）とあるから、日給三十銭くらいだったのだろう。五月二十二日に《はじめて給料なるものを頂く》とある。ケサの一九一四年（大正3）日記の巻末には三井病院よりの収入として五月から十二月まで月々の出納が書かれており、五月は二円五十銭、六月が一番多くて十円八十五銭である。

ところで婦長の綿谷礼利はICNに出席後、イギリス、ドイツ、フランスの病院を視察し、帰国後その報告を三井病院講堂で行っている。ケサが看護婦として入る四カ月前の一月二十八日のことであった。その中でイギリスの看護婦について《勤務時間も我国よりズッと長く大抵七八時間より十二時間位の処もあります》（『日本医事週報』九三三号）と語っているが、服部ケサの日記を見る限り三井病院の勤務は十二時間労働である。その外に夜勤の前に午前番が入ったりする。

《三井病院の看護婦寄宿舎の一室に謙遜其もの、如き姉〔ケサ〕が異物として送られし時これを迎へたる看護婦のうち特に異彩ありし一人こそ実に姉が一身同体として最後まで事業を共にしたる三上千代女史其人なり》（「ことども」）と藤沢が書いているように、服部ケサはおそらく三井病院の看護婦の中では、当初まったく《異物》であったろう。医師が看護婦として働くというよりも、《謙遜其ものの如き》ということで。職場に慣れるまでは仕事に不慣れなためのとまどいや、医学講習会で教えを受けた先生に看護婦姿を見られる心地悪さも味わう。《外科の先生が、太田氏の膀胱洗條を行はれた。私が足を押へて居た時に、終りになって此処が膀胱の処だから圧すのだと教えられた。膀胱の部位を教へられるものを思へば、うら悲し、時々物を考へては悲し》（同5・22）《先生方の御回診の時に、打診、聴診がして見たいと思ふ》（同6・9）という、持っている資格も知識も認められず、また生かせぬつらさも味わう。同僚の看護婦仲間からは《服部ケサノ無口無愛想無表情ハ交友ノ妨ゲトナリ屡々《しばしば》誤解セラレ傲慢不遜腹黒奴等ノ悪口サヘ蒙《こうむ》》（『教会史』）ったというが、人柄を理解されるまでは多分そのようなこともあったのだろう。《謙遜そのものの如き》《異物》のケサを迎えた看護婦のうち《異彩ありし一人》が三上チヨであった。チヨはおそらく当初これらの《悪口》を聞く中にいたのだろう。

三上チヨはこの時すでに三井病院で三年目を迎えていた。見習い看護婦、すなわち看護婦講習生としてであった。「旅路」で記しているように《三井慈善病院の看護婦養成所で三回生の補欠募集をしている》のに応じたのである。ケサの日記によると、一九一四年（大正3）五月十八日には第五回生看護婦講習生の歓迎会が寄宿舎で開かれているから、逆算すればチヨが入った一九一二年（明治45）は確かに三回生となる。はっきりした期日はわからないが、ケサの日記からするならチヨは補欠とはいえ五回生と同じくやはり五月からそう遠くない時期に講習生になったのだろう。そして期日ばかりではなくその教育機関名も正確なところはわからない。

三井病院付属産婆看護婦養成所が出来たのは一九二一年（大正10）二月であり、これは私立学校令に基づく教育機関である。そして同年四月内務大臣より私立学校産婆講習所指定規則による指定を受けた（『百年のあゆみ』）。この私立学校令に基づく養成所以前に、一九一六年（大正5）五月三井病院では警視庁総監より看護婦養成所に指定されている。これらの変化――看護婦養成所などの養成機関としての整備――は前年の一九一五年六月制定の内務省令第九号「看護婦規則」（施行同年十月）や「私立看護婦学校看護婦講習所指定標準ノ件」（内務省訓令）などを受けたものだと考えられる。

この「看護婦規則」以前には看護婦に対する全国的な「規則」も「法律」もなかったのである。つまり「看護婦規則」によって始めて看護婦の近代的身分法ができた、ということである。ただし法律ではない。医師の近代的身分法である「医師法」より遅れること九年である。

おそらくこの「看護婦規則」制定後の一九一六年に作った看護婦養成所ではじめて、三井病院は看護婦養成所の名称を使ったのではないか。それは設置者に教育機関の自覚を迫ることになる。慈善病院を作ったなら、この病院のための看護婦も必要だ、ということで病院設立当初から看護婦講習を行っていたのだろう。そして一九二一年に三井病院付属産婆看護婦養成所になってもその養成は慈善病院に必要な看護婦産婆の養成であった。目的として産婆看護婦養成所規則第一条には助産法看護法と《社会事業ニ関スル知識ト高尚ナル品性トヲ涵養スル》（『三十年略史』）ということを上げている。したがって、御礼奉公的な卒業後の義務年限も出てくる。

新しい職業として、福島県の須賀川で服部ケサたち若い女性の話題になっていた看護婦であるが、ケサたちが話題にしていた頃、福島県では看護婦に関して未だ何の規制もなかった。内務省令で「看護婦規則」を制定する以前は各府県で「看護婦規則」を定めており、福島県では一九一一年（明治44）五月十六日に福島県令第二十九号で「看護婦規則」が出されている。これら府県の規則もなかった頃は看護婦の定義もなかったのである。東京では福島県より早く一九〇〇年（明治33）に府令「看護婦規則」が出されている。府県の「看護婦規則」としては最初である。三上チヨの郷里山形県では内務省令「看護婦規則」以前には県独自の規則はなかった。

服部ケサの日記の中にはじめて「三上」という文字が出てくるのは五月三十一日である。この日は日曜日で日曜当番であった。ところが《八時から出勤したものを私では間に合はないと云ふ下心から山岸氏三上氏などが堀川氏に何か言った。それで堀川氏が出て来られて私は休め、と、甚だ不快、教会に行き、一ノ瀬へ行き又午後お富さんの処へゆく》（同５・31）ということになった。この《三上氏》が三上チヨであると断言はできないが、当初はこのようなこともあった。悪口や陰口などがあるこのような周囲の態度に対してケサは《内科の室を一人してふき掃除を終へた時にはホッとした。午前と午後二回私は患者に甘いと田中さんに云はれた。実際さうだ。しかし施療だと思はないでやれば、もっとしてやりたくなる。けれど皆さんはなすべきだけをしてるのかも知れないが、お湯の時、食事の時、苦情を余り云はない方がいゝと思ふ。それも一ツの慰めかもしれないが》（同５・23）という批判を日記に書きつけていた。

六月二十二日になって初めて服部ケサは三上チヨと話をする。というよりもチヨが一方的に自分のことを話したようである。《三上氏と（夕方）色々話す。氏が熱心に目的を立てられたる原因を語られるのを黙しつゝ聞く》（同６・22）とケサはその日の日記に書いた。おそらくチヨは黙って話を聞いてくれるケサに、キリスト教伝道師となって行く先々で病者に出会い、その人たちのために看護婦になろうとしているということを熱っぽく語ったのだろう。目的に向かって一直線であるチヨはこの時二十二歳、ケサは三十歳を目の前にしていた。ケサはチヨの話に口を挟まず熱心に耳を傾けたのだろう。だからこそチヨはなお熱心に話した。ケサの心に響くものがあった。三日後の二十五日にはチヨが特別外泊を三日取ったのでケサははじめて夜勤にまわった。

施療病院だからなのだろうが、裁縫が身についているケサは入院患者が死亡すると、帷子《かたびら》も縫った。《白いネルの切れを請求して赤坊の春物を二枚ぬひ上げた》（同6・5）《今日は二枚もかたびらをぬふ》（同6・22）とあるから、病院では必要に応じてかたびらや赤坊用着物などの布を支給したのだろう。同二十八日に《妊婦を一人診る》の記載があり、当初の《打診聴診がして見たい》と思っていたことがかなえられる。もっともこの日は日曜日であるから例外的な行為である。ケサは実地研修の目的をもって看護婦として入ったのである。

《病室には少しなれても私は入った目的に向かって進もうとしない》（同5・29）《今月も半ば過ぎとなった、今年も半ばだ（略）内科の患者が追々に減る　惜しい様な気もする》（同6・20）《はじめて、聴診器で、心臓疾患の患者を診る》（同6・28）《日曜の割につかれた、常にはしない様な事もするから、また患者を少しづゝ診るために（略）妊婦を一人診る》（同6・28）《朝八時半下村氏死亡、その解剖を一寸《ちよつと》見る》（同7・1）《今日午後唐沢博士の講義があったと云ふのに聞きもらしたのは惜しい事をした》（同7・15）《暑さ甚だし、蚊と戦ひ乍ら現症を写す》（同7・21）《風は涼しいがかなり暑い。勉強は思ふ程進まない、昨年の事を考へればできなければならないのに》（同8・27）、このようにケサは慣れない看護婦の仕事の傍ら、医師としての実地研修を課し、自分自身を叱咤激励していた。

　三上チヨはまだ看護婦講習生であり見習いであったが、チヨが特別外泊を取ったため、ケサが夜勤をすることになった。ということは、看護婦講習生も看護婦と同じように働いていたことになる。三井病院の看護婦数は前述の『中外医事新報』によれば八十三名であるが、この中に三上チヨたち看護婦講習生が入っているかどうかわからない。『東京日々新聞』（同3・19）では三井病院開院時に《看護婦二十五名同見習生二十五名を雇ひ入れたり》としているが、その後増えたにしても看護婦数に看護婦講習生が入っているかどうか、これも確かなことはわからない。

服部ケサが三上チヨと親しく話を交わした後、二人の交遊をケサの日記から拾っていけば、まず八月二日に夜勤であったケサのもとへチヨは一時過ぎまでいた。九月一日の夜勤には《木原、三上氏等と十二時迄語る》。同三日には大阪から見学者が来るため、その宿舎として看護婦宿舎の室を譲らなければならず、ケサは臨時に別な部屋に移ることになった。《朝出勤してから石丸さんに手伝って頂いて荷物をはこんだ処に三上さんがゐらして、まだ転さない中ならば、婦長さんに申しあげて、うちの部屋へ――と》（同9・3）。十日の夜勤には、《十一時すぎ三上さんがゐらして伝染に手伝ひに来て呉れとの事。赤痢の患者の食塩水の注入、撤曹注腸、三時頃帰室》（同9・10）。こうして服部ケサは三上チヨと次第に親しくなっていった。三井病院では、一九一二年四月から一九一五年末まで伝染病室を設けていた。伝染病といってもここに出てくる赤痢の他にどのような伝染病を扱ったかはわからない。その伝染病室付に三上チヨはいたのであった。

三上チヨが一九一四年（大正3）に三井病院で三年目を迎えていたということは《三年の勉学後》（「旅路」）とあるから、看護婦講習生の最終年を迎えていたのである。全国的な内務省令「看護婦規則」は一九一五年に出るからその前年一九一四年では、三上チヨは東京都令の「看護婦規則」に従うことになる。つまり官立府県立で三年以上の修業年限を持つ看護婦養成所または同等以上の学科程度を具えた養成所で卒業証書を得た者以外は看護婦試験に及第しなければならない。その看護婦試験は年二回春秋に行われ、試験科目は「看護法」「解剖生理の大要」「伝染病予防消毒」「実地」

である。ちなみに翌年十月施行の全国的な内務省令「看護婦規則」による看護婦試験の科目は「人体ノ構造及主要器官ノ機能」「看護方法」「衛生及伝染病大意」「消毒方法」「繃帯術及治療器械取扱大意」「救急処置」である。

三井病院での看護教育が組織的計画的に行われていたかどうかは不明である。七月十五日に唐沢博士の講義があり、ケサはそれを聞きもらし《惜しい事をした》と残念がるが、同二十七日にも唐沢博士の講義があって、これにはケサは聴講することができた。この講義は看護教育であるのか、受講資格が「開業免許所有者」であり金十円の受講料を払う三井病院医学講習会の講義であるのかはわからない。ただ『中外医事新報』の講習会案内を辿れば、医師対象の講習会は春秋一カ月ずつ開かれたようである。この講義が看護教育の一環でもあったのかどうかもわからない。おそらく三井病院での看護教育としての講義は不定期であった。三上チヨは看護婦講習生として実地見習いを兼ね、というよりも看護婦と同じように仕事をしながら学んでいた。

三井病院でさえも看護教育のための独立の施設はなく看護教育自体も不定期であったように、この当時には私立病院では見習いとして若い女性を入れたものの看護婦としての待遇はおろか看護教育もまともにはしてはいないところも多かった（『大風のように生きて』）。したがって『鈴蘭村』での記述のように三上チヨが看護婦になろうとして《東京で看護婦修行の第一歩は人にだまされてしばらく鎌倉の結核療養所へ勤めたりした》ということも十分あり得た。この半年後に三井病院に入ったとあるから、半年くらい看護婦になる見込みもなく病院で働かされていたのだろう。

《それにしても日赤病院や大学病院のような、オモテ通りの所は気がすすまない。人生のウラ街道を行く自分には——と探しておった所、恰《あたか》も三井慈善病院が神田和泉町に出来る。これは貧乏人相手の病院で、ただ結核と癩は扱わないと知って、ここなんめりと意を決し、三井慈善病院の看護婦講習生として入った》（「四十年史」）とあるが、目的を持ち手段として看護婦になろうとした三上チヨにとって「オモテ通り」も「ウラ街道」もなく、看護婦になるためには最短距離を選んだにすぎない。三上チヨばかりではなく女たちにとって、「オモテ通り」も「ウラ街道」も現在以上に当時はなかったのである。まして看護婦の全国的資格統一もなく看護婦の質低下がいわれ看護教育も不統一（現在も不統一であるが）であってみれば、この当時の看護観看護婦観が問われるのである。同時に確かにここにいう看護婦の「オモテ通り」の「日赤病院や大学病院」出身の看護婦が進んで癩療養所の看護婦になったということも聞かないが。

三上チヨが東京府の看護婦試験を受けたのは、この一九一四年（大正3）の二回目の試験で十一月十八日であった。前日の十一月十七日の日記にケサは《此室から三人も明日は看護婦試験にいく》と書いている。ケサの居室、看護婦宿舎十九号室の住人はケサの日記からするなら少なくとも五人はいたから、そのうち三人が看護婦試験を受けるということは、ここに限っていえば看護婦免許状を持っている者の方が少なかった、ということが出来る。三上チヨはこの十八日の試験、すなわち「看護法」「解剖生理ノ大要」「伝染病予防消毒法」の学科に合格した。十一月二十八日のケサの日記には《千代さんの試験学説合格の報、来《きた》る五日に実地の筈《はず》、大《おおい》に祝す》とある。十二月五日にチヨは実地試験を受けた。ケサの日記の年末までにチヨの試験合格の記載はないが、チヨは看護婦試験に合格した。卒業はおそらく翌年の五月だったろう。

3　田端のクリスマス

三井病院は施療の病院であり「財団法人泉橋慈善病院寄付行為」の目的として《本法人ハ汎《あまね》ク貧困ナル病者ノ為ノ施療ヲ為ス目的トス》(『三十年略史』)とあるように他の助けを必要とする人々を相手にする建前であった。したがって、職員の中にはその目的を理解して集って来た人々もあったことは十分に想像できるし、病院組織がどうであっても病院自体はその目的を遂行していた訳である。

病院の組織と目的に直接関係ないのだが、三井病院内ではキリスト教の集会が持たれていた。ケサの日記によると日曜日の朝七時からと、月曜日と木曜日の夜七時からであった。ケサは勤務して間もなくの五月十七日の日曜日の朝に早速出席した。この日は二名の看護婦が受洗した。五月三十一日には《米国から来られたドクトル・ベーカー女史のお話》があり、《いつもオルガンひきに来られる西洋婦人が直ぐ英語を話しますか》とケサは聞かれ《大いに赤面》した(大正3・5・31)。《午後七時より植村先生の話があると云ふので一時間早くひけて出席、八時頃からあった。大学病院、田代病院長などからも女のお客があった。洗礼志願者、求道者があった》(同6・1)とはじめての夜の集会を書き残した。植村先生というのは植村正久かも知れない。就職早々キリスト教徒の集まりのため勤務時間を一時間早く仕事を終えることができたのだから、キリスト教に理解があったというのか、病院内の管理はきびしくなかったと言える。ケサは勤務状態とキリスト教の集会について、おそらくほとんど漏らさず記している。ケサの生活は受験勉強をくぐり抜けた今となってはその二点が中心であった。

日曜日には日曜当番が入らない限り、三井病院の朝七時からの集まりに出席した後、富永牧師の駒込基督会へ行く。その後は教会関係者との交流があったり、親友の藤沢かめの所に寄ったりした。時には本所にいる兄躬治宅を訪ね幼い姪の袖と遊んだりしていた。東京女医学校時代の友人たちや医術開業試験仲間との交遊もあった。女医学校時代の信仰仲間からは信仰回覧誌「あゆみ」が送られてくる。ケサはそれを読むのがうれしく、それに新たに書き加えて他の人に回してゆく。「あゆみ」は現在のところ発見されていない。日記に記されているのみである。そんな中で東京女医学校時代の友人渡部菊代が土浦の小児科専門の病院に医師として行ったことを、女子医学専門学校となった母校に残っている他の友人が知らせてきた。

六月十四日には兄躬治宅を訪ねた。全く知った人のいない三井病院へ看護婦として入った心細さを書いてやった結果なのだろうが、義姉者満からそのことに同情を寄せたハガキを貰ったのだった。看護婦として働き始めてから兄の元へは前回五月二十六日に次いで、二回目の訪問である。この両日で三井病院での看護婦としての勤務についての報告も出来ただろう。何かと頼りになる兄夫婦であった。三井病院には小説家水野仙子である妹ティが訪ねてきた。《午後三時頃貞子来訪、うれし》

（同7・7）とそのうれしさを簡潔に記す。この日の相談の結果なのか、七月十二日には妹テイと共に躬治宅を訪れた。夭折した躬治次男浄夫の命日であった。

二カ月も過ぎると仕事にも少しは慣れたのか、七月三十一日の日記には《空地の庭に大きな木に白い小さな花が咲いてそれが真白く散ってる。何だかなつかしい。旅行がしたい、国に行きたい、これ等は何時自由になし得られるか、わからないものだ》と書く。この日は暑い日だった。そろそろ白い花を見てなつかしさを感ずる余裕が出てきた。八月十五日には茅ヶ崎へ看護婦七、八人と海水浴に行った。二泊する。忙しさに紛れて手術患者の手術準備を忘れる失敗をしたり、時折体の不調を覚えながらも、看護婦としての仕事に慣れていった。そして夜勤もある十二時間労働の中で持病のある虚弱なケサの体も徐々に鍛えられていった。

《これ迄での生活は、机と教室、試験試験の声に脅された、精神的労働者であつて、比較的順境に安閑と過し、只の一度も人のために身体を労した経験を持つて居ない、此者が俄かに病室の掃除から、徹夜の勤務、或は霜置く暁方に畜尿器を洗ふ、総ての雑事に追はれ乍ら実地研究に時を費すこと三年余でありました。此間に身体も漸次強められて、欠勤の日は無かつた》（「湯之沢に来て」）。規則正しい生活とは言い難い二交替制の看護婦としての生活を、医師としての生活を殺し、三年余を送ったのであった。この文中に見られる《只の一度も人のために身体を労した経験を持つて居ない》という自省的な感慨は、小説家である妹テイ水野仙子の《髪の毛一すぢのほどこしも人に与へやうとはしなかつた、といふ心咎め》（「一粒の芥子種」）ということと同種のものである。おそらくこの感慨はこの二人の姉妹だけではなく生家服部家に共通するものであったろう。

一九一四年（大正3）八月二十三日、日本はドイツに宣戦布告し第一次世界大戦に参戦した。号外が出た。《号外がけたゝましい、いよ〳〵独逸と開戦になるのかもしれない》（同8・23）とケサは日記に書いた。だが独逸に宣戦布告しても、三井病院のケサや三上チヨなど看護婦の生活には何の変化もなかった。ただ日本の各地からは洪水の報が届いていた。

九月二日は夜勤のため日中は空いていた。《まどかけで遮ぎれば、左程《さほど》暑くもなくなった日を見るにつけて秋が来たのを思ふ。恋しい、何か心に不満がある。国が恋しい、人が恋しい、自分の既往が恋しい》《秋草の思ふがまゝに咲き乱れた中を歩いて見たい、虫の音のすむまで月を待って居たい》（同9・2）とケサは医術開業試験も突破した後の看護婦生活にも慣れた中で、しきりに何かを求めていた。故郷をなつかしみ、妹テイと遊んだ子供時代を思い出していた。医師として働けないけれど、看護婦としての現在の生活に一応の安定をみた。まだ力は十分に発揮されていない。何かしら自分の内に働くものがある。《何か心に不満がある》のを自覚している。それは何か。

この二週間後に、土浦の病院に赴任した友人の渡部菊代から電話があり、翌日面会に来た。用件は渡部の後任者として服部ケサを、ということであった。医師としての仕事である。心が動かない訳はない。だがケサの心は《心が動（幾分）き乍らも煩悶がある》（同9・7）。三井病院にも慣れ、人間関係ができつつあったし、週三回のキリスト教の集会に出席する、という信仰を中心に出来る職場でもあった。

服部ケサは、大阪からの見学者のために臨時に三上チヨの部屋へ移動してからそのまま同室にいたのかも知れない。渡部菊代が土浦での医師の仕事の話を持ってきた十七日には、渡部の来院前と後に、三上チヨと話をしている。前日の十六日は夜勤、翌十七日は夜勤明けで、十七日は空いている。《三上さんと色々話す。いつまで此処に居るのかと云ふ事など》《夜三上さんと話して泣く》（同9・17）。この日はケサにとって精神的に多忙な日であった。ケサとチヨは親しくなってきて、チヨが一方的に話をしそれをケサが聞くというだけではなくなってきた。チヨは《いつまで此処に居るのか》などと突っ込んでくる。目的意識を持ち看護婦は手段であるチヨにとって三井病院は通過点である。ケサの意識では通過点ではない。病院で働くことがそのまま目的であり自己実現である。しかし医師が看護婦としてしか働けない変則の下にいる。医師として働ける職場の方がいいに決まっている。

十九日の午後兄躬治のところへ相談に行った。前日国元から届いた葡萄をたまには取りに来いというハガキが兄から届いていたのだ。丁度都合がよかった。この日は午前番をした後夜勤の日であり、その合間を見ての相談であった。その結果九月二十四日辞表を出し、土浦の病院へ行くことにした。そう決めた翌日の午後、服部ケサと三上チヨは雑司ヶ谷墓地の方面へ二人で散歩に出た。日曜日のこの日、久しぶりの散歩、《今日からして歩くのは二人共はじめて》（同9・20）であった。九月にしては暑かった。病院の同僚、看護婦仲間というだけでなく、二人はこうして個人的な交わりを持ち始めた。《私は医学に志す前に、ひそかに此病者の為めに働きたいと云ふ志望を抱いたのでありましたが、学ぶに連れて、其困難なる病気である事を感じ、或は他の科目の方に興味的に誘はれなどして、素志はそのまゝ心の一隅に圧し附けられた形》（「湯之沢に来て」）になっていたケサにとって、チヨの目的と熱意は刺激的であった。ことに《何か心に不満がある》ことを自覚していたのであるからチヨの言動はそこを突いてきた。ケサは医学の勉強をし続ける中で癩は《困難なる病気である事》を知っていた。簡単に手出しは出来ない。チヨは病気の困難さを知る以前に、というよりも病気自体の困難さを知らぬままに、そして知識も何もなく病者のために働こうとしていた。だからこそ直情的に行動できた。チヨには行動力があった。二人は四時頃散歩から戻ってきた。散歩から帰ったケサは三井病院の前に立ち、去ることになった《病院の看板を今日つく〴〵と見》(同9・20)たのであった。

茨城県の土浦市に行くまで服部ケサは三上チヨと連日話をしている。辞表を出した二十四日には小雨の中、三病室の同僚たちと記念写真も撮り、妹ティも親友の藤沢かめのも病院に来てくれた。翌々日の二十六日に土浦へ赴任した。見送りには兄躬治妹テイをはじめ友人たち四五人が来てくれた。しかし二十五日の日記には《唐沢先生にお目にかかって後悔される、先生は何も御存じなく、事務に行かれて私も二三ヶ月講習生と共に講義を聞かれるようにとたのまれたやうだ、今出ると云ふのを惜しまれ、又帰って来るやうにと》(同9・25)と記していた。《患者に対しても別れが惜しまれる》(同9・24)のであったが、医師としての仕事に就くために旅立った。

しかしこのように医師とし働く場を提供された土浦の病院は、一カ月で辞めた。原因は一つには院長夫妻の不仲であった。《無趣味な帳簿の引きうつしなどに過すとは実に耐え難い、先生の不機嫌は理由が知れてるとは云ひ大に困らざるを得ない。尺八に、うたひにアインザムカイトをまぎらしてゐなさる先生を、私の力を以てどうしやうとも出来ない、また奥さんの上も気の毒、私なら耐え難い処だ》(同9・30)《毎日此家庭のために痛心すれど、甲斐なし》(同10・5)であった。

土浦で一ヵ月程働いている間、ケサはほとんど毎日三上チヨに手紙を書いていた。《収穫の秋、田の面、畑の面によろこびがあふれて居る、私は今年の春のたまものとして医師の称号を得、夏より秋にかけては三上といふ妹を得た事を感謝する》(同10・5)という二人の結びつきであった。そしてこの間に、日記での記述も「三上さん」から「千代さん」に変わった。チヨと話し合ったせいなのだろう《山田氏皮膚科を》(同10・11)よみ始めている。この当時いまだ不治の病「癩」であるハンセン病は皮膚科で取り扱っていた。ケサはそのようなことよりも、土浦の病院はただ耐え難くひたすら戻りたくて《早く帰りたい、東京に、三井病院に、千代さんの側に》(同10・13)という状態であった。《つまらない日が暮れて行く、金のために支配されてるのじゃないかと徒《いたずら》の様に過ぎてゆく日が惜しい》(同10・14)と省みても、〝千代さん、千代さん〟と三上チヨはまるで恋人のような日記での有様であった。とうとう十一月七日に三井病院に戻った。再び看護婦としてである。三井病院は受け入れてくれた。

おそらくケサの中ではこの土浦で一ヵ月ばかり医師として働いたことはほとんど記憶に残っていなかっただろう。それほど短い期間であった。医師として働くことよりも看護婦としても三井病院の方を確かに選んだ。この土浦の病院では一ヵ月の給料としては三十円を受け取った。医師の給料としては最低の額であるが、当時の新米の女の医師としては仕方なかったかも知れない。三井病院の看護婦としては十円そこそこの給料であり、経済的な自立、医師としての自立を考えれば再び三井病院の看護婦として戻ることよりも、医師として働く場を求める方が順当であったろう。そして女が男に伍して医師として自立しようとするには職場を選ばぬくらいの覚悟を、当時の「女医」たちは持っていたと思う。医師として自立しようとした者たちには理解できない選択であったろう。だがケサは慈善病院へ戻った。信仰の友人たちがいる職場であり、三上チヨがいるところであり、《施療だと思はないでやればもっとしてやりたくなる》患者がいる病院であった。三井病院は気持ちよく働ける場であったのだろう。医師でなくてもよかった。この選択は、本当に働きがいのある所以外では、医師としても働かない、という裏返しであり、看護婦に甘んじた。「男医」にはない選択であった。

《父君は姉をいましめて後来不治難病と称せらるゝ病者の友たるにあらざれば医師たるの要なしと云はれしよし》（「ことども」）と藤沢が書き、『須賀川郷土読本』では《「ありふれたあたりまへの医者ではだめだ、人の為さぬ、医者となれ」とはげましたといふ》と書いているが、父の言葉は言葉としてばかりでなく、ケサの中では血肉となっていただろう。『須賀川郷土読本』の記述は中央へ人を送り出す〝地方〟での、かすかな立身出世の功利的な匂いがするが、父の言葉は藤沢のいう「いましめ」ではなく、いつでもケサには「はげまし」として働いた。《不治難病と称せらるゝ病者の友たるにあらざれば医師たるの要なし》という父の言葉を当然のこととして受け入れることはできるが、病気の困難さを知れば知るほど実行することはむずかしい。

三井病院に戻った翌日は日曜日であり、駒込基督会の同信者である竹田夫妻に招かれた。かねてからの約束、藤沢かめのと共に二人とも医術開業試験に合格したら赤飯でお祝いをしてくれるという約束、を実行してくれたのだ。藤沢かめのも一月に合格していた。ケサはその後九日十日と二日間はゆっくり休んだ。十一月七日には日本軍が青島を陥落させたので十日夜には提灯行列があり、そのお祝いで三井病院は十一日を休みとした。ドイツに宣戦布告した日本の軍隊は、ドイツ領の南洋諸島を、次いでドイツ租借地であった青島を占領した。翌年の「対華二十一箇条要求」につながるものである。十日夜の病院の外は提灯行列や花電車で賑やかで、病院からも外出する者も多かった。病院が休みの十一日からケサは再び三病室で働き始めた。この日は外来も休みで病院も暇な筈であったが、三井大人の慰問があるため掃除に骨折ったりして何となく忙しい日であった。

三井病院でケサは看護婦として、仕事と信仰を中心にした生活に戻っていった。十一月の半ばともなれば朝は肌寒くなってきた。《三病室の看護婦室から見る中庭は今が最もいい、近く山茶花《さざんか》が咲いて、其隣の方には紫の野菊、白い小菊、黄菊が余りに人工を受けないで咲き匂ふてる》(同11・13)と十分に秋を味わっていた。三井病院で看護婦講習生と共に講義を聞いたり、大学の生理学教室に東京医学会の講義を聞きに行ったり少しずつ勉学の方面にも手を伸ばす余裕も出てきた。挿花の稽古にも出かけた。充実していたのである。

《夜勤から帰って室を片づけて休む、千代さんは昼勤で御留守、十時頃一寸ゐらした時はねむかった。お昼の御飯にゐらした時、山茶花の花びらと野菊の小枝を服の裾に包んでもって来てびら〳〵とかけて下すった。心地よい冷たさが頬を撫でゝ花びらは枕の側に散る。白い夜具白い服、ほんのり紅い花びら、紫の野菊、甘い匂《かお》りは黄色い芯から湧いているのであった。うれしかった。こんなにして花に包まれて此世を送られる時もあるのだ!》(同11・14)と、ふと自分の死後の光景を連想したりする。死を考えることは生を考えることである。明るい死の光景を思い続ける。だがここにあるのは死の暗さではなく、甘い香りの花に囲まれたやさしく明るい光景である。気持ちにも余裕が出ていた。気持ちの余裕は《同じ感想をくりかへすのであるけれど、千代さんと共に此病院に勤務する幸福は今迄に覚えのないものである》（同12・1）ということになる。服部ケサが決して表面に表さないできた、否、表し得なかったことを表明し、突き進む三上チヨは、刺激的であり頼もしい存在であった。行動面では三上チヨがリーダーシップをとっていた。

同室の二人であるが、所属病室が違い交替制であったから、話をするには、たまの日曜日に一緒に行動するか互いの持ち場を訪ねるしかない。多くは伝染病室にいるチヨをケサは訪ねた。やさしく明るい死であっても日常に死を考えることはすなわち生を考えること、生きることの模索でもあった。服部ケサと三上チヨは妥協せずにぶつかり合った。ケサの日記はそれを伝える。

十一月二十三日　晴　本所行き

夜勤から退けて伝染に。繃帯を作るのに手伝ひにいったのが目的だったけれど、遂何もせずにおひるまで　千代さんを泣し自分も泣いてしまった、こんな事二人の間にあるのかしらとおもったが　午後本所へ　袖は見る度に大きくやさしくなって居る　ねむいのを我まんして　今日一日過した

十二月六日（日）雨　当直　お集まりに　今日は教会に洗礼式がある
それに就て祈る

国では六日も前に初雪があったさうだ　節姉は三年前の今頃は両親共に居たのだったとやさし

い追憶の言葉をハガキにすらのべて居る　三年前　また〻く間に過ぎた　まだ海のものとも山のものとも言《〔いえ〕》ない私の事を絶えず気にかけて居た両親は、私を不孝の子として逝かれた。千代さんは、伊豆から御上京の安倍さんをお訪ねに田端まで。お留守をしながら時々祈る。夜お帰りになってから話して泣く。

十二月十日　(木)晴　午前番　夜

午後、千代さんと楽しい休みをとって居るうちに遂に泣くやうになった。いける処まで一処に行きませうと千代さんは云ふ。ああ行ける処までか、私を愛し私の上を思って呉れる言葉としては、これに越すものは無いであらうが。私は行けないか、誰にも同じ使命を与へ玉はずと、乍然《さりながら》私に与へんとし玉ふ使命を私は拒んで居やしないのか、ああ、さとし給へ　父よ！

十二月十一日　(金)晴　休

安静な夜であった。少しはまどろむ事も出来た。霜冷ゆる暁、白い服の肩をすぼめて別室へと縁側を小走る時に、境遇をつく〴〵と思ふ。満足と愉快とである。いつまでかくて？　謎はいつ解けるであらうか。

十二月二十六日(土)雨　夜勤

久保さんに電話をかけても御留守、午前クリスマスの飾りの手伝ひに講堂に、午後再び電話をかけた。なつかしい声をきく、お見送りもせないで別れるのだ、とく子さんも今日お帰りださうな、七時からクリスマスに、八時に病室へ、千代さんと前途の事について語って泣く。午前三時半応急の患者入院。

二人とも《前途の事について》ととことん話をし、妥協せずに互いの考えをぶつけ合った。服部ケサにとっては最も奥深いところを三上チヨが表面に引き出したのだろう。日記にその文字は一字も記されていないが、三上チヨが看護師になろうとした目的の病、ハンセン病ならぬ癩——特効薬もなく、不治の病とされていた——と、どう関わって生きていくかということであった。服部ケサは決して流されなかった。三上チヨが確とした目的意識と使命感で迫っても、ケサは事の困難さを自覚し自分自身の足元を見つめるばかりであった。《行ける処まで一処に行きませう》というチヨのことばにも頷く訳にはいかなかった。《私は行けないか》と自問し、《誰にも同じ使命を与へ玉はず》と自己肯定してみても、もしや《私に与へんとし玉ふ使命を私は拒んで居やしないのか》と、またもや自分自身を省みる。深い深い自己凝視であった。ケサは使命感では動き得なかった。チヨの心情も使命感も働き手の必要性も全て理解しても、ケサはこの時一つの目的へ向かって行くことは出来なかった。医学を学ぶ中で病気の困難さも知っていったし、医学を学んだのもチヨのように目的意識や使命感からではなかった。まだどう生きるか手探りの状態であった。《基督教婦人伝道師三上千代姉に、同じ病室で遭ひ、共に語る中に、此身にも使命のいよゝ確かである事を悟った》（「湯之沢に来て」）とあるのは、行動した後に振り返って書いたものである。服部ケサには目的意識も使命感もなかっただろう。《いつまでかくて？　謎はいつ解けるのであらうか？》とケサは時の熟するのを無意識のうちに静かに待っていた。

前記日記からするなら十二月六日に三上チヨは田端へ行っている。伊豆から上京してきた安倍千太郎を訪ねて行ったのである。安倍は一九一〇年（明治43）に東京淀橋柏木町にある「東洋宣教会聖書学院」で学んだ。三上チヨとは伝道師仲間である。田端や日暮里付近にはハンセン病者が集まり、病人宿があった。

《東京ニハ古クヨリ少ナカラザル病者アリシガ、明治ノ終リ頃癩予防法ノ実施ト共ニ毎月行ハルル警官ノ戸口調査ニヨル発見ヲ免ルル為、市内ノ病者ハ漸次郊外ニ向ッテ移動シ始メタリ、然シテ田端・日暮里・方面ハ上野駅ニ近ク国元又ハ草津等トノ連絡及ビ旅行ニ便ナル事ト、此処ニ数軒ノ病人宿アリテ治療ヤ病者間ノ連絡ニ好都合ナリシカバ、期セズシテ此ノ地方ニ集リ、警視庁モ又病故ニ世ヲ忍ブ善良ナル病者ノ生活ニ同情ヲ表ハシ、取締リヲ緩ヤカニシ殆ンド、黙許ノ態度ヲ取レリ》（『教会史』）。田端・日暮里付近に病者が集まった理由も、その病者を当てにした病人宿が出来ていたのも、この通りであったのだろう。この記述は警視庁の《殆ンド、黙許ノ態度》を含め、体験した病者からのものである。

草間八十雄『どん底の人達』によれば、東京市の発達と共に、土地価格の昂騰と家賃の値上げは貧者を旧市街から新市街へ移らせ、また交通発達や労働者募集により細民窟は新市域へ移っていった。細民窟は、湿潤なる低地だの袋地又は窪地・鉄道又は軌道に近接する地・汚水開溝又は之と同様の河川に近接する地・荒蕪地・墓地・寺院などに近接する地・工場地・伝統的細民集団地に出来ていったという。

その新市街の中には日暮里の地名もあり、明治から大正の細民街の具体的番地建物として、日暮里金杉一三八一番地の五十三軒長屋や南千住三の輪二三六番地の共同長屋朝日館の名を上げている。そこはまた《無産にして無資力である貧しい人々は、世の常の人に比し隣佑の志が厚く互に扶け合ひ苦しい生活を支持しつつ其日を過す》(『どん底の人達』)街でもあった。《病故ニ世ヲ忍ブ善良ナル病者》が《無産にして無資力》であるとは限らないし、また病人宿が細民街にだけあったとは限らない。ただハンセン病者は新市街の日暮里付近に多く住み、それ故病人宿もそこにあった。そしてまたここは娼妓の供給地でもあった。そして田端・日暮里・滝野川あたりは草津と殊に関係が深かった。《それは草津で点灸治療を受けた患者が、これらの宿屋で灸あとのとれるのを待って、郷里に帰るならわしになっていた》(『御座の湯口碑』)からである。

この田端・日暮里付近の病故に世を忍ぶ者たちの中に《善良ナル病者》であるキリスト教徒の一団があった。だが、彼らの前に、教会の門は閉ざされていた。ハンセン病者ゆえに、である。何人くらいの集団になっていたかはわからないが、教会に出入りできない彼らは信者間で宅回り集会を持っていた。そしてこの病者なるキリスト教徒の一団は師として伊豆大島の安倍千太郎を招いたのである。安倍を迎えた信者一団の中には草津で半年の治療を終え、ハワイへ戻ろうとしていた宿沢薫がいた。宿沢は田端の病人宿に泊まっていたのであった。

宿沢が宿った田端の病人宿の主、後藤俊雄もまた病者であり、クリスチャンとしてのスタートを切ったばかりの頃であった。したがって宿の主と客は同信の友として《共ニ主ヲ賛美シ且ツ祈》

(『教会史』)る生活を送っていた。安倍の上京で病者である信者たちは大いに励まされ《十一月三日後藤兄宅ニ於ケル同師ノ説教ヲ通シテリバイバル起リ、内ト外ニ向ッテ劇《はげ》シキ聖戦起レリ。一座ニ連ル宿沢兄亦深ク心ヲ探ラレ、可見的、外面的、薄信偽善ノ頭ヲ砕カレ、今ヤ主ノ恩恵満チ溢レタルヲ自覚スル別人ノ如キ我ヲ見出セリ》(同前)という状態になった。

このリバイバルは日本のキリスト教史で取り上げている全国的リバイバル運動を指しているのではない。だが当事者たちにとってはまさにリバイバルであり、数年後の全国的運動と関連付けて回想されている。ことに宿沢にとっては信仰復活そのものであった。ただし『教会史』には、この十一月三日と、他では十二月の記述がある。三上チヨが田端の安倍を訪ねたのは、十一月六日であり、看護婦試験の実地試験を前日に終え、その開放感と共にこのリバイバルの熱気を浴びたことになる。

安倍千太郎は一八八六年(明治19)宮城県に生まれている。北上川下流の農村の素封家の三男であった。仙台の中学に進み体格もよく英語好きの少年であったが、ハンセン病の兆候が現れ退学した。その後上京して外国語学校に入り、ドイツ語を専攻した。下宿のすぐ前には帝国大学のキリスト教青年会の寄宿舎があり、その二階で学生たちが集まっては祈り讃美歌を歌っているのを日々見聞きしていた。その影響があるのか、ある日曜日大きなキリスト教会にふと入り、はじめてキリスト教の説教を聞いた。そのはじめての説教を聞くやたちまち感動し即座に「信者になります」と告げた、という。一種の霊感に打たれた信仰告白であるらしい。一九〇一年(明治34)、メソジスト教会牧師コーツ・H・Hから受洗し、熱心な信者となり教会に通っていた。ところが病気が進み受洗後二年経って外国語学校を退学し信仰を捨てて放浪生活を送ったという。宮城県へ戻ったりしたが、三上チヨを導いた前川忠次郎と出会い安倍は信仰を回復した。一九〇八年（明治41）から楯岡伝道館に出入りし、一九一〇年（明治43）に再び上京して前記の聖書学院で学んだ。安倍千太郎に関しては『御座の湯口碑』と『日本キリスト教歴史大事典』によっているが、後者では、安倍は「明星団組織者」であり「明星団」は「病者伝導団」としている。病者である安倍を学ばせた東洋宣教会中田重治等には、当時としてはハンセン病ならぬ癩にたいして、破格の理解と寛容があったと言うべきなのだろう。

安倍は聖書学院に席を置いている間に夏期伝道のため宮城県作並温泉に滞在し、そこで知り合った同信の女性田中いよえと一九一一年（明治44）に結婚した。いよえは仙台の幼稚園に勤めており、いよえの家族は病者安倍との結婚を反対していたが、いよえは東洋宣教会の中田重治を介して安倍に結婚申し込みをし、家族の反対を押し切った。一九一二年（明治45）二月から四年間伊豆大島で療養し、伝道した。安倍はハンセン病ばかりではなく結核療養も兼ねての大島伝道であったようだが、詳しくは分からない。安倍はその伊豆大島から上京していた。

この日、服部ケサは当直のため仕事をしながら駒込基督会の洗礼式について祈り、おそらくチヨや安倍たちについても祈っていた。そしてその夜、二人は話をし、真剣なあまり泣いた。当然田端での病者たちの集まりについても語られただろう。それからまもなくの十二月二十七日の晴れた日曜日、ケサとチヨは連れだって田端へ行った。ケサにとってははじめての訪問である。昨夜も《千代さんと前途の事について語って泣》（大正3・12・26）いたのだ。

十二月二十七日（日） 晴

昼から千代さんとして田端へ、上野の電車が大層こんで居たので歩く事としたが、山にのぼって墓地をぬけたりしたので廻り道になった。おまけに道がぬかって難儀だった。阿部さんが心からおよろこび下すって、後藤さんと仰る方々其他の感謝も勿体なくおもふ。はじめて此様な集りクリスマスに出席した。神様の御導き御ゆるしなければ出来ない事。

このケサの日記からは《阿部さん》も《後藤さん》もその外の人も、病者であるかどうかは読みとれない。「阿部さん」は安倍千太郎、「後藤さん」は後藤俊雄、共に病者である。病者であろうが医者であろうが、ケサはただ人間を見ていた。だから感謝されて《勿体なくおも》った。ケサの心に響くのは《心からおよろこび下すっ》たことである。教会から閉ざされながらも真剣に求め続ける人たち。虚飾も傲りもなく「心から」喜んでくれる人たち。《病故ニ世ヲ忍》んでいるが、内実は、いや世からも教会からも捨てられているからこそ、そこには虚飾や傲りを剝ぎ取った真の人間の交わりがあった。「どん底の人達」の《世の常の人に比し隣佑の志が厚く互に扶け合ひ苦しい生活を支持しつつ其日を過す》ということが、ここにもあった。ケサには《世の常の人》にはない集まり、田端のクリスマスは《神様の御導き御ゆるしなければ出来ない事》であった。ケサはこの田端のクリスマスに心の底から揺り動かされた。感動したのである。ケサの行動の根底にあるのは、この感動である。使命感ではなかった。

この日感動したのは服部ケサばかりではなかった。《大正三年十二月厳冬ノ候、東京市外田端ニテ病人宿ヲ経営シ居タル後藤俊雄兄ノ宅ニテ田端日暮里付近ニ在住スル病者ナル信者ノクリスマス祝賀会アリ。此ノ時宿○薫兄ハ約半歳ノ点灸治療ヲ了ヘテ、再ビハワイニ帰ル為後藤兄宅ニ滞在シ居タレバ、此催ヲ喜ビ、欣然《きんぜん》之ニ参加シタリシガ、此ノ中ニ年若キ二婦人アリ、壮健ノ身ヲ以テ病者ノ間ニ交リ、甲斐々々シク万端ノ為スヲ見テイタク感動セリ》（『教会史』）とあるように、宿沢もまた感動したのであった。田端の病人宿で、教会の門を閉ざされた病者なる信者たちのクリスマス祝賀会が十二月二十七日に開かれ、服部ケサと三上チヨはそれに参加したことをこのように『教会史』でもまた伝えている。「年若キ二婦人」はもちろんケサとチヨであり、宿沢は病者間にあって甲斐々々しく働く姿に感動したのである。三上チヨの電車内での体験からするなら、確かに田端のクリスマスに参加するだけでも稀有なことであっただろう。服部ケサも宿沢薫も感動したが、三上チヨはどうだったのか。残された記録はない。

大きな変化のあったこの年、十二月三十一日午前八時から午後八時までの勤務を終えたケサは、チヨと共にケサの友人藤沢かめの元を訪れた。三人で年越しのうどんを食べ、除夜の鐘を聞く間もなく眠ってしまった。目が覚めて暁の寒空の中、ケサとチヨは身を寄せ合って三井病院に帰っていった。

《かうして大正三年は過ぎた》（同12・31）のであった。

四　集結　湯之沢へ

1　湯之沢労働共救会

年が明けて田端でのリバイバル、クリスマスを経験した宿沢はハワイへ行かず草津へ戻って行った。宿沢は《世ノ望ミ我ニ何物ゾ、一日モ速カニ此ノ恩恵ヲ深山ニ残シ置キシ多クノ兄姉、肉ノ生涯ニ望ミ無キ同病ノ友ニ告ゲバヤトテ、明ケテ〔大正〕四年一月十八日、予定ノコースヲ勇敢ニ断念シ、白雪深ク降リ積ル浅間ノ麓六里ガ原ヲ踏破シ、燃ユル火ノ如キ信仰ヲ携ヘテ草津ニ辿リ着》（『教会史』）いた。最も寒さが厳しく雪が深い一月に宿沢薫は単独で高地の草津へ戻って行った。遭難の危険もある中、感動のあまり内に熱い炎を燃やし積雪の千二百メートルの高地草津へ帰ったのである。

一八八七年（明治20）に自由療養村とし草津湯之沢部落が開かれてから、湯之沢は人口も次第に増えていった。湯之沢が出来てから、十五年目の一九〇二年（明治35）には百九十九人を数えていた（『光田健輔とらい予防事業』）。湯之沢に最初に移転したのが旅館であったようにまず住むところとして資力のある者が旅館を建て、次に生活に必要な物資を扱う商店も出来た。持つ物が労働力のみの人々は旅館や商店で働き、日常生活に必要な物を作り出す職人として働く者がいた。湯之沢に来る前にはそれぞれ生業を持った人々である。湯之沢の住人は健康な家族を伴った少数の病者を除き、全て病人であった。

この当時は、特効薬が出来た後の可治であるハンセン病ではなく、ごく軽症で進行のないかに見えるほんの少数者以外は不治の病であったから、病者は喧伝された草津温泉の効能を頼って草津湯之沢にやって来たのであり、自由に療養するのが目的であった。家族からも世間からも、健康な者からも離れ、自由に病気を治したかったのである。湯之沢では温泉以外に点灸治療なるものが行われていた。顔面両手足に三十日間で二万数千点もの点灸を行う。温泉と点灸の組み合わせで草津の点灸治療とされていた。顔に灸の痕が残り、その痕が消えるまで長期滞在となった。そのままでは郷里にも帰れず否応なく《足止めの灸》(『鈴蘭村』)となったのである。また草津で点灸治療を終え東京に出て、日暮里田端あたりの病人宿で灸痕が消えるのを待って郷里に帰るならわしになっていた。これを「いろざまし」といったという(「湯之沢部落60年史稿」、以下「60年史稿」と略)。全生病院では大風子油を治療薬としていた。注射をしていたのである。草津でも売薬として大風子油を主とした丸薬が売られていたし、個人で大風子油を取り寄せ自分で注射する者もいた。特効薬プロミンが出現する迄は大風子油が癩の治療薬として最もよく効くとされていた。

だが湯之沢での治療で治ったかに見えた病気は、そのままで病勢が落ち着く者もいただろうが、再発したり進んだりした。社会から葬られたり肉親から見放されたり、病んだ肉体も治る見込みがない時、どれほどの苦悩を人は抱え込むのだろうか。『教会史』や『御座の湯口碑』等、『風雪の

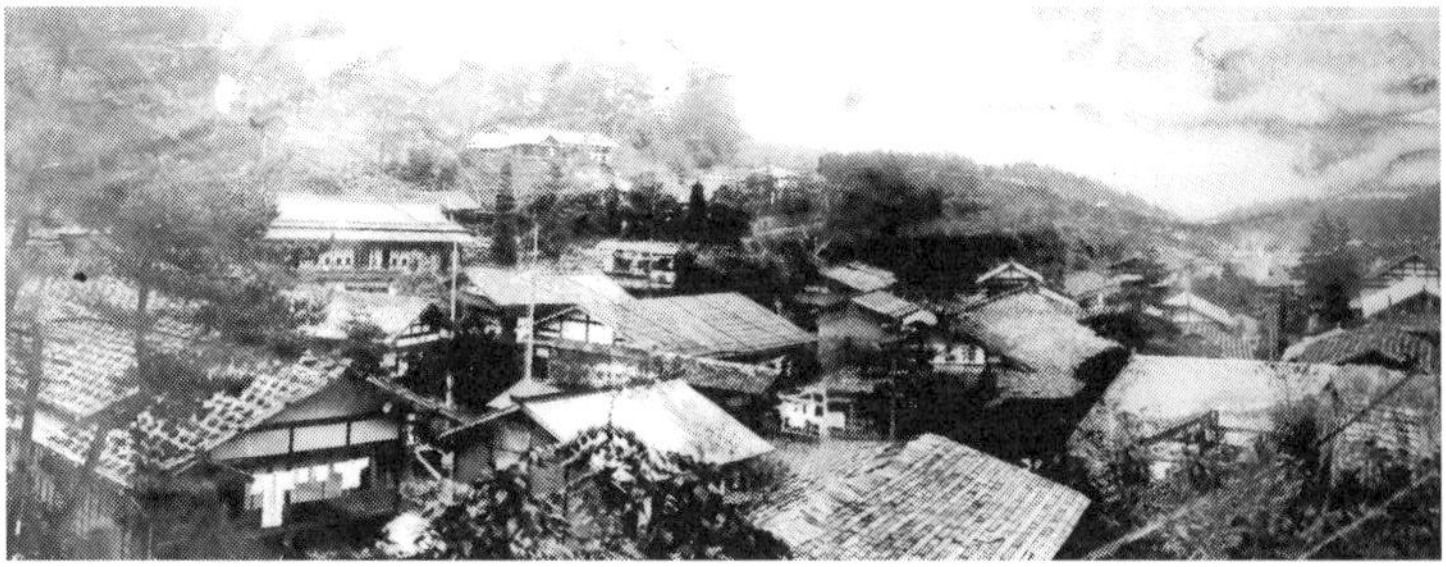

湯之沢部落（日本聖公会北関東教区蔵）

紋』以外の資料では明治三十年（一八九七）から四十年（一九〇七）を湯之沢の暗黒時代とする。賭博、酒色、刃傷沙汰等、自暴自棄に陥り堕落の極みの湯之沢であったという。死者の枕元で賭博をし、花札の出来ぬ者を《低脳《ママ》》（『教会史』）と蔑んだりする雰囲気であったという。自殺者も多かったのである。

「60年史稿」によれば湯之沢は《生産都市に非ずして消費都市である》としているが、確かに湯之沢は近隣の農村とは違い、都市であるかどうかはともかく、消費地というべきであったろう。草津自体が江戸時代から続く温泉の町であり多くの湯治客で賑わっていた。旅館やそこで働く者以外の湯治客は消費のみである。もちろん高地の山村ではある。そこでは演芸が最も華やかな娯楽であった。夏には、他の日本の地と同様、盆踊りも盛んであった。浪曲・落語・義太夫などの旅芸人や旅回りの芝居などが来ており、それらを病者である金持ち浴客が旅館に呼んで演じさせる。個人が興行を買った訳である。それは完治を願いながらも絶えず不安がつきまとう中で点灸治療を行う間の無聊を慰めるものであった。旅館で興行された芝居は開放され、湯之沢の人間は誰でも見ることができたという。病者間にはこれだけの開放性があったことになる。しかしその楽しみの陰にはやはり現実があった。興行を行うためにはそれを取り仕切る者がおり、その者が興行権を握っていたのである。自治会を標榜する「温情団」がその興行権を握っていた。この温情団の団長は賭博も取り仕切り、その下で演芸部長を名乗っていた者は子分を引き連れて湯之沢を巡回し、賭博を行った。この興行を取り仕切るやり方は湯之沢に限ったことではない、日本の各地で行われていた。おそらく近世からのまたはそれ以前から続く慣習であったろう。温情団が大手を振り、他の者を押さえつけていた

故郷の親兄弟から金銭をせびり賭博酒色に明け暮れる人々が大手を振っている一方、全く別な価値観で生きている人々もあった。他人の利を図り、自分たち病者の共通の利益のために働いた人たちが存在していた。宗教を背景にしていたのではなく、《世の常の人に比し隣佑の志が厚く互に扶け合ひ》という精神を保っていたと考えられる。それらは、安中《あんなか》五郎次（病者ではなかったらしい）であり、労働共救会の人々であり、それらを支えていた人々であった。『鈴蘭村』の中で、光田健輔が言ったという《湯之沢というところは、神と悪魔のはげしい戦場みたようなものだな》ということであったろう。社会からも見捨てられ、生と死が背中合わせのぎりぎりの中で神と悪魔が極端に現れた。『教会史』等でいう暗黒時代というのは病者が堕落していたというばかりではなく、キリスト教が伝わる以前の暗闇という意味を込めてもいたと考えられる。『教会史』を書いたのはキリスト教信者である。

湯之沢は病者以外の者から見たらどんなところだったのだろうか。

《下町を視察するに湯川に沿うて二条の町あり人家密接し戸々に醜悪なる顔貌を否せる者群居し路

人を睥睨す満面に灸点を施して天然痘の痂皮期を見るが如き者眼球の突出したる者、失明せる者の顔面の歪斜せる者千状万態百鬼昼行と名状すべきが道路狭隘喀痰諸処に散在し温泉の臭気鼻を衝き初めて此の道を過ぐる者をして転た悲惨の感を発せしむ、此の地大なる旅館は涼風館、浜名館、津久井館等にして、内湯の設あり。此の町の中央に共同浴場二個あり入口に近きものを籬《まがき》の湯と云い殆んど中央にあるを御座の湯と云い其の清潔なること上町に比して遜色なし》（『光田健輔とらい予防事業』）。これは一九二〇年（大正9）の光田健輔の「草津温泉視察報告」であるが、百鬼昼行というのもおそらく誇張ではなかったのだろう。一九三五年（昭和10）前後に草津で少女時代を送った方は、《湯之沢から来ていた同級生がいた。五六年の頃北軽井沢に遠足へ行った帰りに事故で亡くなった。その子のお葬式に湯の沢に行った。マーガレットの日曜学校に行ったり、教会に行ったこともある。湯之沢は草津とちょっと違う感じがした。繃帯を巻いた人や足が垂れた人がいたから。結核の方が怖かった。癩はうつらないと思っていた。でも湯の沢で何か買ったりはしなかった》と回想しておられた（'99・10・13「聞き取り」）。現在からは想像するのみである。というよりも特効薬のなかった時代であり、想像がつかない、ということであろう。

　この湯之沢に外からの働きかけがあった。最初は一八九七年（明治30）夏、フランス人の宣教師であり、神山復生病院長であるベルトランの来草であった。湯之沢の生活や病気について見聞きし調べ、上町と下町に原野を購入した。上町には教会、下町には実費施療の病院を作る目的であった。翌々年再び来草したベルトランは病院建築用の立木数百本を買い入れ建築の準備を始めた。そして伝道説教会も同時に進めたが、好奇心と病院建設反対から伝道集会に出席した人々は説教を遮り、結局説教会は中止せざるを得なかった。ベルトランの意図に反して、病院が出来れば旅館の営業が圧迫されるという恐れから、湯之沢の旅館主ばかりではなく上町の一部も病院建設反対にまわったのである。反対者が温泉も飲料水も供給しないことを宣言するに至って、ベルトランは病院建設をついに断念した。ベルトランの善意は生活と営業を守ろうとする人々の前に通じなかったのであった。ベルトランは土地と建築用材をそれぞれに処分し草津からは完全に退いた。ベルトランの外にはその後、熊本市に回春病院を開設したリデルが開村早々の湯之沢を視察している。

ベルトランは病院建設により病者救済の目的を持って湯之沢の外からやって来たが、湯之沢の内から沸き上がってきたものがあった。ベルトランが病院建設のために再来草した翌年のこと、政治家教育家である江原素六が来草し湯之沢を視察した時、湯之沢の児玉、大間が講演を求めた。江原は求めに応じ旅館で講演を行った。旅館で講演したのは湯之沢に公の会堂がなかったからである。《その時、翁は公会堂の必要を強調した。たまたま児玉、大間は浄土真宗大谷派の信者であり、ばく徒の横行を憤慨し、信仰によって、その弊風を正そうと志していたので、直ちに門徒会を設立し、会堂設立の計画もすすめた》(『御座の湯口碑』)のであった。浄土真宗大谷派の近角《ちかずみ》常観等の働きかけで本願寺からの寄付もあり、その他旅館・住民・浴客等から寄付を集め「大谷派本願寺説教所」は建設されたのであった。発起から約十年の歳月を要し、完成した時には年号は大正となっていた。堕落の極みに見えた湯之沢であったが、博徒の横行に憤慨しねばり強くこのような働きをした人々もいたのであった。この説教場は後に湯之沢解散問題について住民大会が開かれたところでもある。公会堂の役目も果たしたのであった。

そして『御座の湯口碑』でくわしく記述しているが湯之沢に住んだ人で知らない人はいないという安中五郎次の話もあった。同書では《五郎さんはほんとうに神様のような方でした。神様を拝むより五郎さんを拝んだほうがよいとまでいわれていたほどでした》と、安中五郎次と実際面識があった人の言葉を残している。何かの指導者として名が残っているのではない。貧しい中で他人の倍以上働き他を利していたのである。雇われて朝早くから夜遅くまで働く傍ら、野菜をつくり草履やわらじを編み、近隣の人々や旅に出る人弱っている人に配り、夜間に山道を直し旅人のため清水を引き、道標を立て橋を架け、冬の峠で遭難者を出さないため角材を背負い何十キロもの山道を辿り山小屋を作り、壊されてはまたその度に作り直した等の逸話を記している。『教会史』などで暗黒時代と名づけられた賭博酒色刃傷沙汰が表面を覆っていた時でも、湯之沢にはこのような他を利する地下水も流れていた。賭博などが人を堕落させる影響力を持つならば、利他のこのような行動もやはり何らかの影響を及ぼしただろう。

湯川沿いに湧出していた温泉に「御座の湯」の名称を草津町から譲り受け、鎮守神として白旗《しらはた》神社を祀り、住人も増え湯之沢は部落として整っていった。白旗神社の祭日は上町の白根《しらね》神社と同じ七月十七、十八日とした。祭りは湯之沢部落民総出であり、仮装行列や各種興行などが行われ、後になるほど賑やかになった。その外には正月の七日には消防出初め式、十五日どんど焼き、四月八日には草津説教場で灌仏会、八月十三日〜一六日は月遅れのお盆、十月下旬には大根祭、十二月二十八日には旅館の餅つき、と部落の年中行事も整っていった。それは生地から離れながらもそれぞれの身に蓄えた生活のあり方を持ち寄り湯之沢という病者の新しい村を形作っていった、ということを現す。地縁血縁を離れ、それぞれの病気と問題を抱えた人々が自由療養所を造っていったのである。それはその時代の日本の村の自治（あったとして）の形から離れては存在し得ない。

村として整っていく中で病者相手の旅館主たちは宿屋組合を作り、商業者は商業組合を作った。自分たちの利益を守るためである。貸家組合もあり、貸家組合の会員はほとんど宿屋組合と重複していた。宿屋組合は《明治の中頃から》（「60年史稿」）出来ていたという。ということは湯之沢開村から間もない頃である。資金のある者が療養のかたわら旅館を開いたのであった。宿屋組合の力は次第に強くなっていた。それは湯之沢区の区運営費の大部分を宿屋組合が負担していたからであり、同業組合としての働きばかりはなく湯之沢区の経済政治を動かすようになっていった。そうしたところでは批判意識のない権力行使は腐敗と横暴が忍び寄る。

宿屋組合は自分たちのみの利益を計り、客を不当に拘束した。不当というのは湯之沢での定住を希望し部屋を借り自炊生活をしようとする者を妨害したのである。一カ月の宿賃一人十五円に対し、自炊生活をすれば夫婦でも十円程度で間に合ったのであり、長期にわたる療養生活を考えれば誰しも旅館を出て安い自炊生活をしたくなる。宿屋組合は客にまず自炊生活の方が安上がりであるという情報が入らないようにした。次には自炊生活をしようとする者に、部落加盟金五円、身元保証として出身宿屋に二十円、家賃一年分前納という規定を作り、支払いを迫った。金がなく自炊も出来ず旅館で療養し続けることも出来ない者は、行く当てがなくても湯之沢を出て行かざるを得なかった。彼らに残された道は流浪するか、〝浮浪癩〟として公立の療養所へ向かうかであった。

この宿屋組合の横暴に怒り、住みよい村に戻そうと立ち上がった者がいた。高梨与作等八名が保証金二十円の絶対反対を標榜し「共同自炊会」を作ったのである。会員二十名がたちまち集まった。必要な人数を集めることが出来たので共同生活をすべく家屋を借りようとしたところ、貸家組合は拒絶した。貸家組合はほとんど宿屋組合と重なっていたから当然といえば当然であった。そこで湯之沢から離れた所に土地を借り家屋を新築し共同自炊会を実際に運営する計画を立てた。この具体的な運動の前に宿屋組合は譲歩した。二十円の保証金を撤回したのである。共同自炊会に賛同した者も二十円の保証金を撤回されてみれば湯之沢から離れ、温泉のない所で療養生活するのは気が進まないことであった。したがって二十円の保証金を宿屋組合に撤回させれば共同自炊所の必要もなくなり、共同自炊所新築は取りやめになった。共同自炊会は会則も作り《比較的貧困ナルモノ相寄リ、質素経済ヲ旨トシ、相互協力一致治療ノ生活ヲナス》（「共同自炊会会則第五条」『教会史』）ことを謳っていた。共同自炊会の設立・頓挫は一九一四年（大正3）のことであった。ともあれ共同自炊会は半ばその目的を達したのである。

これより先一九一二年に湯之沢では私設消防組が創設されていた。木造家屋が密集している湯之沢に一度火災が起こったなら大惨事は免れない。湯之沢地区に消防組織は絶対に必要なものであった。消火防火はもちろん水害防御、除雪、道路修理から人命救助に至るまで消防組の仕事は日常生活に密接に関わるものであった。

消防組は現在市町村に組織されている消防団の前身と言えるものであり、当時は市町村組織として警察権下にあった。湯之沢では私設とあるように独自に消防組を創設したのであった。私設とは市町村組織下にはなく、経費は自分たちで負担するということである。ポンプ等設備経費は湯之沢区の出費であり、区民の出費も多かっただろう。多くの住民に横暴であった宿屋組合であっても、この創設には大きな力を注いだに違いない。病者自身のための自由療養村は内部にさまざまな問題を抱えつつも徐々に整い機能していった。

湯之沢は自由療養の出来るところとして経済的に裕福な者の話が残されているので、比較的裕福な者が集まったように見えるが、実際は一九四一年（昭和16）時点の湯之沢百八十四世帯中、救護法・母子保護法を受けているのは九十世帯あった（「60年史稿」）。約半数である。救護法（一九二九）、母子保護法（一九三七）制定以前に救護を必要とした者の割合がこれ以下とは考えにくい。しかも救護法や母子保護法の適用は成立以前にはあり得ないのであるから、その経済的逼迫は想像に難くない。そのような中で同じ病者であっても宿屋組合の横暴は正に横暴であった。

宿屋経営者でありながら、この組合のやり方に嫌気がさし宿屋経営を辞めた者がいた。宮下栄五郎であった。宮下は一労働者となって労働共救会を作ったといわれる。「60年史稿」によれば一九〇九年（明治42）の頃に労働共救会を作ったらしい。そして湯之沢解散までそれは続いた。

労働共救会については『御座の湯口碑』にくわしい。労働共救会は湯之沢に居住する労働に堪えることの出来る病者の労働者で構成されており、労働者である限りその入会は申し合わせにより義務であった。請け負う仕事は土木工事や家屋新築工事のような大きなものから日雇い労働のような小さなものまであり、全て労働共救会が請け負い、個人の請け負いは禁じていた。個人請負を禁じてもそれを守り通して労働共救会が湯之沢解散まで存続し続けたのはその運営が公平であり、そうするのが会員一人一人の利益になっていたからである。《当時同会会員で現在楽泉園に療養中の多くの者が、「共救会はその名のとおり〝共に救う会〟だった。共救会のおかげで経済的に救われた」と、今なお感謝の念を持ち続けている》（『風雪の紋』）ということである。

会員は七十名前後であったが国立療養所楽泉園の地均《じなら》し工事が始まった一九三一年（昭和6）頃には百三十名に達した。全会員の約三分の二が土工、残りは大工、左官、ブリキ職、畳職、電工等であった。組織は会長、副会長各一名、元老三名、評議員十名であり、評議員が会の庶務会計を担当していた。役員は全て選挙で選ばれ、元老は会に功労あった者が推挙された。新入会員は入会金三円を払い、月々会費を十銭ずつ払った。会として所有していた家屋の家賃も収入とし、これらで役員会費、会員懇談会費、会員弔慰金、会員病気見舞金、退職慰労金等を賄っていた。会費等の金額は創立時から解散時までには変化があっただろうが、この金額は『御座の湯口碑』によっている。

労働共救会の運営が、公平・平等であり会員皆の納得のいくものであったのは、役員選出が選挙であったこと、賃金が平等に支払われたことによる。請け負った仕事にかかった材料費と諸経費を差し引いた金額を、働いた日数に応じて分配した。さらに手足の傷害が多い持病ある病者の労働者であるから、病気の程度を考慮した労働の軽重も賃金に反映させた。病気の程度、それによる仕事の軽重を勘案した賃金でなければ公平平等な分配として納得しがたい。そしてその賃金格差が会員たちに納得のいくものであったのだろう。共に働く労働者はまた病者であった。そしてまた、持病・障害を持ちつつ労働を含む社会生活を営む意味と可能性を、現在の問題として考えさせる。

現在から見れば手足にも傷害の出ている病者が土木工事や建築工事に従事するということは考え難いが、病気故に追われることがあっても、医療の保障はなかったのである。したがって後年楽泉園建設時のことになるが、国立療養所工事の一部でも請け負うことが出来たならば、湯之沢居住の労働者としては大変有り難いことである。工事を請け負うには工事請負資格が必要であったが湯之沢の労働共救会にはその資格がなく最初は下請けをせざるを得なかった。ピンハネのない元請を求め建設工事事務所の前で労働共救会会員三十名が三日間座り込みをしたという。その結果道路工事の一部を落札した。

元請落札以前に請け負った下請工事は山の斜面を切り崩してその土を谷に埋め地均し工事をするものであった。朝早くから夜遅くまでトロッコを押して土をはこぶ重労働であったが、元請に較べると半分以下の賃金である。労働共救会で落札した道路工事はもう少し楽であった。その道路工事の《工事作業は案外楽な上、一日一人二円くらいの日当になった。だが、高橋工業からの下請けした地均工事は苦労して一日八十銭だったので、共救会は道路工事と地均工事の人夫賃を組み合わせて配分した結果、一人一日の日当が一円八十銭》となり《共救会の人夫は健康に応じて甲、乙、丙に分かれていた。私は乙組で甲の人より一日十銭安いので一円四十銭ぐらいもらえたような気がする》(『御座の湯口碑』)。

ここにあるのは労働の軽重と賃金の平均化、それに肉体の健康状態による差異化、であり、このことによって会員間の平等を計ったのである。これは楽泉園建設当時のことであるが、おそらく共救会は初めからこのようなきめ細かな心配りがなされていたのだろう。だから、この時点で元請工事も落札でき、皆に有利で平等な賃金配分をなし得た。

病者で構成する労働共救会が、湯之沢で働く全ての労働者に加入義務を課したということは病者である労働者の強い結束を物語っている。労働条件や健康状態を勘案しながら文字通り〝共に救う〟活動をしたことは、少なくともその部分では自治の力があったということになる。この労働共救会はコンウォール・リー来草以前、またキリスト教が広まる前に、すでに出来ていた。

だが女性の労働については全く記録が残されていない。労働共救会に女性を入れたかどうかも不明である。

2　光塩会

さてキリスト教の湯之沢伝来であるが、前記のように外国人宣教師の働きがあった後は、しばらくは何の動きもなかった。その後一九一三年（大正2）八月に、熊本の回春病院のリデルは降臨教会牧師米原馨児《きょうじ》長老を湯之沢伝道のために派遣した。勇んで草津へやって来た米原は湯之沢の松村館で伝道集会を持ち、百余名の聴衆を集め説教した。多くは好奇心からの参加であったが米原の「人間の価値」と題する説教にかすかではあっても心に沁みさせた人々がいた。人間の価値は肉体に非ず内奥に宿る霊魂の作用による、病者だからといって太く短くという肉体的快楽を求めても霊魂はかえって欠乏を感じる、という内容であったという（『教会史』）。後年説教内容として覚えているのはこの点が心に響いたからであろう。

　しかし翌日、宿屋組合は米原を回春病院の客引きであると誤解し、旅館使用を断った。その理不尽さに義侠心を発揮し自宅を提供して伝道集会を引き受けたのは博徒の親分でもある温情団演芸部長の椚原清風《くぬぎはらせいふう》であった。椚原は浄土真宗信徒である児玉たちの博徒横行反対運動に反発していたのである。賭博禁止を掲げた児玉たち仏教徒に反対するに、キリスト教を以てするつもりであった。こうして思いがけない成り行きながら、米原は予定していた伝道集会を無事終了させることが出来た。椚原宅に集まった者は十三名、親しく説教を聞き、膝を交えてキリスト教について質問をし、米原は熱心にそれに答えた。米原はキリスト教について質問をする人々にキリスト教研究団体の設立を勧めたのであった。米原が出した会名候補の中から、会員たちは光と塩の文字を選んだ。光を求める気持ちがあったのだろう。「この世の光、地の塩」という聖書の言葉から選んだものであった。椚原の動機はどうであれ、ここから「光塩会」は生まれた。早速下町一二一番地の椚原宅に「光塩会」の看板は掛けられた。会員は椚原、高石、吉田、松〇夫妻、杉田等九人であった。だが米原が帰ると指導者もなく、未だクリスマスということも知らぬ人々には光塩会が出来た、ということのみに過ぎなかった。

　それから一年後の八月、熊本回春病院のリデルの元より再び指導者が来草した。今回は同病者であるキリスト教伝道者二名であった。この二名の伝道により光塩会の活動も、演説会を開くなど活発になった。会員も増え、その中にはこの年五月に治療のため湯之沢に来ていたハワイ帰りの宿沢も入っていた。光塩会結成一周年にして会員は三十六名となった。そしてこの光塩会に集まった人々は湯之沢の雰囲気を良くも悪くもリードしていた人々であった。つまり棡原や高石等は賭博に明け暮れその行動力で利他に生きる人々を追いやっていた人々でもあった。細々と誕生したばかりの光塩会は、宿沢や神山等以前からキリスト教を受け入れていた人々の入会や同病伝道師の来草により、発展した。湯之沢住民のキリスト教受容が多くなってきたのである。一年前の米原長老来草の折には説教の意味もあまりわからず讃美歌に感動したのみであった多くの聴衆は、伝道者たちの信仰を通した人格、倫理の高さに触れキリスト教を受け入れていった。因果応報ではない、病める肉体の内奥に宿る霊魂に価値を見、血縁を越えた個人に重きを置く同病伝道者たちとの信仰を通しての交流は大きな力となった。

光塩会に集まった人々は一周年記念親睦会を開き、また役員を選出し、活発に外へ向かって働きかけていった。その一つに講演会がある。温泉での療養生活を送っていた病者たちの中には、前記のように無聊を慰めるために浪曲、義太夫など旅芸人を旅館に招くという受身の享楽としての娯楽を求めていたが、その一方で時折り演説会を開く者もいた。自分たちが弁士となり同客の聴衆を前に演説をしたのであった。そこからは「光塩会主催ノ大演説会」を開くというのは自然な発想であった。その大演説会での演題は「キリスト教ヲ論ズ」「婦人問題」「我輩ハ蓑虫デアル」「コノ病ヲ如何ニセン」等であったという。弁士は光塩会会員の他飛び入りもあったが、どの演説も結論は期せずして《速カニキリスト教ヲ信ゼヨ》（同前）となったということであるが、光塩会会員の熱意が会の雰囲気をリードしていたのだろう。この演説会はキリスト教講演会であり四日間にわたる催しであった。

この時の演説会で聴衆に最も深い印象を与えたのは熊本から来ていた同病の伝道師二人の演説であった。「聖書ノ権威」と「我ガ入信ノ動機」(同前)と題する自分自身の病気の体験をふまえた演説であった。湯之沢で療養生活を送っている人々に深く共感された。また演題に「婦人問題」とあるのは、青鞜社社員の活動が肯否共に世間の注目の的となり社会問題化した当時の最先端問題の演題であったろう。おそらく女の弁士はいなかっただろうし、演説の内容はどんなものかわからないが、湯之沢の片隅で「婦人問題」を演題に取り上げたキリスト教演説会が開かれていたのである。「我輩ハ蓑虫デアル」は漱石の「我輩は猫である」のもじりだろう。まさに病者といえども、日々変化する社会の一員であった。

そして「婦人問題」というのは青鞜社の問題提起とジャーナリズムの反応からの影響もあるが、光塩会主催の演説会であるからキリスト教と女性の関係を述べたものであったろう。女性が抱えなければならない社会的政治的経済的な諸々が「婦人問題」としてやっと認識されて来た当時のことである。病気になり何の保障も受けられない女性がどのような道を辿るのか、絶対的に社会保障がないに等しい時代、『青鞜』誌上でも「貞操論争」が起こったこの時代、想像に難くない。「60年史稿」はこの時から二十数年後に書かれているが、湯之沢住民のうち健康女性が病者男性と結婚しているのは百八十四世帯のうち三十六世帯あるが、健康男性が病者女性と結婚している世帯は一世帯のみである。健康男性と病者女性の組み合わせが唯一例というのは、女性の社会的地位がどんなものであるのかを物語る。ちなみに夫妻共に病者であるのは六十九世帯、共に健康者であるのは八世帯であった。独居病者は男性三十九世帯、女性六世帯である。その他夫のない女性病者は子や親と同居である。光塩会が出来たばかりのこの時、女性病者がどんな立場であったか、「60年史稿」から類推してもそう隔たってはいないだろう。そしてまた多くの男性病者の独居に湯之沢での生活様態を想像させる。

光塩会は創立一周年の八月、九月、十月は活発な動きをしていたのであった。光塩婦人会創立もその一つであった。九月上旬池田ミツ、柳○コ○、高石テ○、勝○キ、丸山オトメ、幾○イ○、松○イ○、桑○エ○によって光塩婦人会が創られた。《今マデ『曰ク女子ト小人ハ養ヒガタシ』ト蔑メラレ或ハ「女人禁制」ノ札ヲ以テ婦人ヲ拒ミシ宗教ニカエテ、此ノ宗教ノ如何ニ婦人ヲ愛スルヤ、又神ノ子ヲ宿シ給ヘルマリヤ様トハ女ノ御方ナラズヤ》(『教会史』)ということ以上に《厳格ナル一夫一妻主義》《離婚ノ絶対不認》(同前)によって《現在ノ如ク夫アルモ安心ナク、夫ナキモ安心ナキ状態ヲ脱《のが》レント欲シタル》(同前)ということが参加した大きな理由であったろう。《片方病症増進セル場合ハ片方ハ之ヲ棄テ、他人ノ如キ無情ナル事、屢々》(同前)であり、《女ヲ中心トセル刃傷沙汰乃至《ないし》喧嘩口論モ決シテ少シトセズ》(同前)という状態であったなら、《厳格ナル一夫一妻主義》ということは殊に女性の側に肯定される。キリスト教の伝来は湯之沢の女性たちにとって入信に価する魅力あることであった。『教会史』の中で賭博に夢中になっている女たちや酒を飲んで啖呵を切る女房、とあるのは湯之沢でも一般的な姿ということではなかったから書き手の記憶に残り、記録したのだろう。一般的なこと、普通のことは記録に残りにくい。男と同じように賭博をし酒を飲み啖呵を切る女は、男でなく女であるから尚目に余った悪しき例であった。「女だてらに」という価値観であった。この光塩婦人会は独自の集会を持っていた。活動内容として伝わっているのは、毎月二回の集会、祈禱、信仰励ましなどであり、後に聖バルナバ婦人会に引き継がれてゆく。

このように活発な活動を始めた光塩会であったが、一周年記念集会をして間もなく、会の主だった人々が草津を後にした。宿沢は病がよくなり十一月に上京した。そして光塩会の創立メンバーであり会長でもあった高石も、副会長も、上京した。したがって光塩会は有名無実となり活動は見る間に衰えた。上京した者の中には池田ミツもいた。そして宿沢は上京し、ハワイへ戻るまで宿とした日暮里で安倍千太郎や服部ケサ、三上チヨと、前述のように出会ったのである。

宿沢は田端での感動から自分の働く場を思い知った。共に病み社会から見捨てられた《兄姉》にその感動を伝えたかった。そこには何の私心もなく、文字通り感じて動き出したのであった。湯之沢に戻った宿沢は早速活動を再開した。先ず大内と共に上町の山中政三宅を訪問した。その結果、光塩会支部が山中宅に設けられる事になった。山中は病者ではない。東京へ出てキリスト教を受け入れた後、故郷草津へ帰り独り信仰を暖めていた。この後山中も湯之沢と深く関わっていく。後述するように明星団が病を持つ者と持たない者とが共に集い、そこには何の隔てもなくしかもリーダーシップをとっていたのが病者の安倍千太郎であったように、ここ草津湯之沢でも光塩会支部が草津上町に出来たということは、病者も非病者もその間に人間的に何の隔てもないということであった。その意味で山中は、明星団に集った服部ケサや三上チヨと同じ立場であった。信仰のみで一致したのである。草津では日常的にハンセン病者と接していたから他の地域より嫌悪感は少なかったとはいえ、この時代では稀有な事であった。

そして慢性でほとんど不治と言ってよい病を持つ者にとり草津での治療は温泉と点灸がほとんど

であったが、療養生活を続けて行くことは経済的に大変な負担であった。光塩会という信仰で一致した人々の中に、この安く暮らしたい、安くなければ暮らせない、ということが出てきたのも当然であった。リーダー宿沢は共同自炊会のもくろみを聞き、それをヒントに信仰共同体を考え出したのであった。

宿沢は旅館松村館の別館一棟、六畳三室、八畳一室の全部を借り受け、信仰に基づく生活共同体を始めようとした。松村館別館の支配権を持つ管野は光塩会の会員であり、その妻も光塩会婦人部員であったからこの企ては実現に向かった。その信仰共同体を宿沢は「ヨルダンホーム」と名づけた。一九一五年（大正4）三月のことであった。ホーム員は八名ほどであったらしい。これによって生活費も旅館での生活の三分の一となり、ヨルダンホームは順調に機能し始めた。そして光塩会の事務所をヨルダンホームに移し、一室を礼拝堂とした。またヨルダンホームでは、健康や慰安のために湯之沢から離れた下ノ原に農園を持った。名づけて「ヨルダン農園」。そこでは花や野菜が作られた。信仰を基に規則正しく、土に親しむ共同生活体が出来上がっていった。このヨルダンホームの形態は聖バルバナ・ホームに受け継がれていくことになる。そして更に遡れば共同自炊会の企てに辿り着く。湯之沢で生きようとした人々の知恵であった。

宿沢等は共同自炊会の試みをヒントにヨルダンホームを作っていったのだが、この信仰共同体の事業は農園ばかりではなく更に広がっていった。子供たちを集め保育事業も展開したのである。『教会史』ではこの時期のこの保育事業を聖愛園と呼び後の聖愛幼稚園の前身であるとしている。保育内容はキリスト教的教訓も含めたものであったらしいが、冬期積雪時期を除き無月謝で子供たちを集め保育したのであった。保育所も幼稚園も一般的でなかったこの時期に、必要と思われ実現可能なことはすぐさま実行していった。光塩会が宿沢を中心として生き生きと活動し始めた。

そして光塩会が活発に機能している湯之沢全体にとっても特筆すべき人物がこの年来草する。コンウォール・リーである。宿沢薫がすぐれた指導者であったのは、自分自身の力を知り、不足する力を認め更に指導者を求めたことである。その考え方は宿沢ばかりではなかった。《光塩会ガ一大活躍ニ迄入ッタ時、薄信ノ病者ノミニテ到底堅実ナ信仰生活ハ出来難ク、真ノ教師タル人ヲ定住者トシテ与ヘラレ日夜其ノ指導ノ下ニ在ラネバナラヌト、一同期セズシテ考慮スル様ニナリ、恰モ熊本ノリデル女史ノ如クニ病者ノ為ニ挺身努力セラルル良師ノ与ヘラレンヲ一同祈ッテ居ッタ》（『教会史』）のである。

リーが草津に迎えられることになったいきさつは『コンウォール・リー女史の生涯と偉業』（以下『生涯と偉業』と略）による説明が妥当だろう。それは、光塩会に属していた神山が東京目黒の慰廃園にいた時慰問に訪れたリーを思い出し、湯之沢に定住してくれる指導者にどうか、ということになったのであった。神山は日本基督教会に属しており、神山は光塩会成立一年前に「大阪家族教会草津支部」を草津町字滝下《あざたきした》に設けていた。字滝下は字湯之沢と接するところである。この大阪家族教会が湯之沢での最初の教会であった。大阪家族教会の指導者来草と熊本より光塩会に二名が派遣された時期が重なり、それ故合同で前記の「光塩会主催キリスト教大演説会」が開かれたのであった。神山は光塩会会員でもあり大阪家族教会を作った後、妻を亡くし子供の養育という問題を抱えたため湯之沢を離れ、東京の慰廃園に行った。が、問題解決もならぬまま、再び湯之沢に戻って来た。この慰廃園に滞在していた時に、リーと出会っていたのである。宿沢はその話を聞き牛込聖バルナバ教会にリーの名を見出すや、二年前にハワイのホノルル教会で出会った大藤長老にその紹介の労を頼んだのであった。

大藤は期待に応え早速リーについて報せた。宿沢は喜び《手紙ノ交渉ニテハ間怠《まだる》コシ、我自ラ直チニ上京セン》（『教会史』）と急遽東京の大藤の元へ行き、大藤に伴われてリーの自宅を訪ねた。時は、おそらく藤の花咲く五月、《美シキ庭園ノ藤棚ノ下ニ涼風ヲ浴ビ乍《なが》ラ、三人円卓ヲ囲ミ、茶菓ヲ喫シツツ、会談実ニ四時間、宿沢兄ハ具《とも》ニ草津ノ事情ヲ述ベ、主許シ給ハバ一日モ速カニ来草セラレン事ヲ切ニ乞ヘリ。同兄ハ長ク布哇《ハワイ》ニ在リシ関係上、英語ニ堪能ナリケレバ、未ダ日本語ニ不慣ナリシ女史ニ対シ、英語ヲ以テ遺憾ナク説明スルヲ得タリ、サレバ病者ニ深キ同情ト理解ヲ有セシ女史ハ、頗《すこぶ》ル興味ヲソソラレ、且ツ宿沢兄ノ熱心ナル態度ニ魅了セラレ、同年七月ノ夏季休暇ヲ利用シテ、実地視察ヲ兼ネ病者慰問ノタメ上草スルコトヲ約シ》（同前）たのであった。

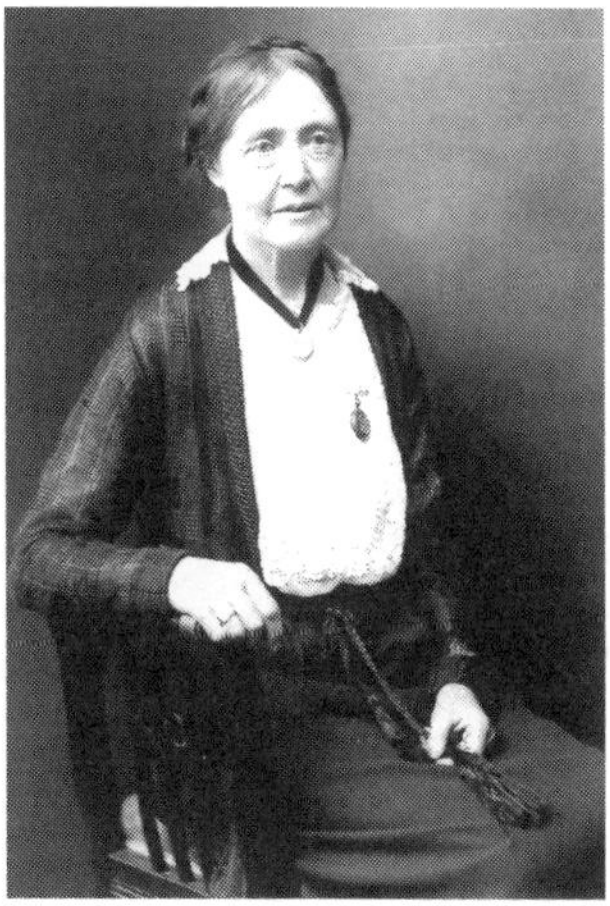

コンウォール・リー
（日本聖公会北関東教区 所蔵）

宿沢が英語で草津湯之沢の実情と指導者を必要としていることをリーに説明していたのを、大藤は傍で見聞きしていたのだろう。この点に関しては大藤は脇役である。『教会史』ではこの事については大藤長老からの資料としている。そして草津の実情と共に大藤にはリーが《宿沢兄ノ熱心ナル態度ニ魅了セラレ》たと見えた。おそらく大藤も魅了されたのだろう。宿沢は《其ノ人トナルヤ多芸多能、多趣味、而モ聖書ニ通暁シ座談ノ妙ヲ得、難解ノ教理モ錯綜セル旧約ノ物語モ宛《さなが》ラ快刀乱麻ノ如ク、聴ク者ヲシテ魅了セズンバ止マザル概アリキ》（同前）という人物であった。

リーは宿沢をはじめとする草津湯之沢のキリスト者たちに指導者として迎えられた。これは最初に湯之沢に入ろうとしたベルトランとは来草の条件が全く異なっていることになる。後の三上チヨも服部ケサも指導者として迎えられたのではない。リーの元での働き人であった。

3　全生病院

一方東京では、田端のクリスマスで出会った人々は翌年の一九一五年（大正4）二月十一日に「明星団」を結成した。発起人は安倍千太郎、福場紫雲、池田ミツ、服部ケサ、三上チヨ等である。《其目的ハ本病者タル故ニ母教会ニ出席スル能《あた》ハザル者相倚リ相助ケ教派、教会ノ如何ヲ問ハズ唯基督ノ御名ノ故ニ一団トナリ、以テ、其信仰生活ヲ全《まっと》フセントスルニアリ》（『教会史』）ということであった。『教会史』では続けて安倍と三上チヨが東洋宣教会聖書学院出身であるから、実際のところ明星団はホーリネス教会に属するものとしている。

しかし、服部ケサも三上チヨも全くこの《教派、教会ノ如何ヲ問ハズ唯基督ノ御名ノ故ニ一団トナ》る目的以外には考えていなかった。ケサは富永徳麿の駒込基督会に属していたし、病者の前に教会の門が閉ざされていたからこその明星団結成であった。『日本キリスト教歴史大事典』、安倍千太郎の「明星団とは何ぞや」などでは病者の組織としているが、実際は病者のみではない。そしてそれは大きな意味を持つ。救護者対被救護者、医療者対被医療者の関係ではない、ということである。人間対人間の関係、つまり人間として平等の関係を目指した、ということである。この時代それは稀有なことであった。病者のみの団体結成よりもあるいは稀有なことであった。だがこの意識の差は後にケサとチヨに厄介な問題をもたらした。

明星団は機関誌として『落穂』を発行した。『落穂』は明星団の発行、といっても大島へ戻った安倍が実質的に発行していたようである。『落穂』は現在残っているかどうか、分からない。この明星団の創立メンバーは後にほとんど草津へやって来ることになる。創立メンバーの池田ミツは以前草津におり、光塩会で宿沢等と一緒に行動した仲間であった。

ところで明星団については光田健輔も「東京に浮浪する癩患者」(『光田健輔と日本のらい予防事業』)の中で記録している。浮浪する癩患者の「東京の潜伏所」の一つとして明星団を上げているのである。それによれば住所は田端二五九番地、中心人物安倍千太郎、成立大正四年(一九一五)二月八日、雑誌「落穂」発行、会員は約百人、《悪事より遠ざかり他の同病者を信仰に導き之が為に祈り或は手紙を送り》《各自の家に集合して神の話を聞く事がこの団員の務め》ということである。田端二五九番地というのは後藤俊雄経営の病人宿の住所かも知れない。明星団の会員数を上げているのは今のところこの資料だけであるが、約百人を擁していたというなら、かなりの数といっていい。明星団のこの他の活動は不明である。それにしても《病故ニ世ヲ忍ブ》ということと《潜伏》ということは同じ状態を指しているが、そこには大きな視点の差がある。

明星団はキリスト教の団体であるが、信仰の有無に関わらずこの近辺での病者間の繋がりや情報伝達はかなりあったのだろう。というのは福場紫雲がキリスト教信者になったきっかけとして《偶《たま》々大正四年一月四日彼三十七歳ノ春市外田端ニ開カレタル病者間ノ新年宴会ニ赴ク途上、伝道行軍ノ一隊ニ出合》(『教会史』)ったことを挙げている。この中で病者間の新年宴会が開かれたとしているが、これはキリスト教に関係はない。

おそらく田端のクリスマス以降、服部ケサは三上チヨと共に時折り田端を訪れた。《日曜毎ニ相連立《つれだ》チテ田端方面ニ世ヲ微ブ病者ノ宅ニ密《ひそか》ニ訪レテ慰メ、乞ハルル時ハ必要ナル手当モ加ヘ帰院スルヲ楽シミニセリ》(同前)というところの、交代制勤務であったから日曜毎というのはかなり無理であったろうが、時折り田端へ出かけていったのは間違いない。そしてそれを楽しみにした。特にケサにとっては喜びであった。二人は医師と看護師であるから、時には必要な手当をすることもあったのだろう。だが自分たちの生活に手一杯な給料の二人に治療のための十分な薬剤があったとは思えない。

三上チヨは東京府の看護婦試験に合格し看護婦となった。「四十年史」によれば、一九一五年(大正4)の六月に三井病院の看護婦講習を終えたとなっている。その後は講習生ではなく試験に合格した看護婦として三井病院で働いた。義務年限一年が看護婦講習卒業生には課せられていた。しかしチヨは半年くらいで三井病院を辞め紹介状を手に全生病院《ぜんせい》へ向かった。『鈴蘭村』や「四十年史」「旅路」で記録しているように、義務年限をまけてくれ、と単身三井病院と交渉したのである。看護婦になろうとしたのはハンセン病者に尽くすためという明確な目的からであり、晴れて看護婦となったからには一刻の猶予もなく病者に尽くしたいのである。この時チヨは二十四歳。脇目もふらず目的に向かって進むことだけを考えていた。考えていた、というよりも行動のみがあった。その行動力は義務年限の短縮と全生病院院長光田健輔への紹介状を入手するという結果をもたらした。三井病院院長田代義徳と皮膚科長井上成美からの紹介状を手に全生病院へ向かったのは一九一六年（大正5）一月のことであった。全生病院は開院して七年目であり、入院患者数は四百人以上となっていた。月給は十九円（「四十年史」）で全生病院の看護婦として採用された。

現在の多磨全生園《ぜんしょう》は一九〇九年（明治42）九月二十八日に第一区連合府県立全生病院として開院した。東京府・神奈川県・千葉県・茨城県・群馬県・栃木県・愛知県・静岡県・山梨県・長野県・新潟県の連合であり、この府県の病者を対象としていた。所在地東村山では、他のハンセン病療養所も同様であるが、実力と流血を伴う地元民の反対がありこれを押しての開院であった。当初の定員は三百名であり徐々に増えていった。《療養ノ途ヲ有セズ且救護者ナキ》者、いわゆる〝浮浪癩〟が対象であり、彼らの多くは乞食をはじめとして生きるためにあらゆることをしていた。開院二十年目くらいまでは病院を抜け出し元の浮浪の生活に戻る者もあったという。〝逃走〟である。自由と放埒を求めたのである。病にかかり何の保護もないところで生きてきた人たちは傍若無人の逞しさがあった。

三上チヨは「旅路」の中で、一九五七年（昭和32）のナイチンゲール章受章時点で、今までで最も悲しかったことは全生病院で働き始めた当初である、と言っている。それは《はじめて触れる患者の血とうみで固まった痛々しい傷を洗い、治療をして繃帯を巻く、それだけのことが私にとってなかなか容易ではありませんでした。腐乱した死体から発するような悪臭が鼻をつくと、たちまち油汗が流れ、むかっとしてしまう。気をとり直して繃帯にかかっても、又患者の足許にへたばり、失神して小使室に運ばれ、かえってこちらが手当てされるというようなことも一再ならずございました》という、現在では想像もつかない病気自体のひどさに圧倒されていた。病者の傷に手当てをするのが容易でないということは仕事のつらさであってもそれを悲しんでいるのではない。悲しいのは病者の傷の手当てがなかなかうまく出来ず使命を果たせるのか、という自省と、それ以上に《世間はまた「彼女の初恋の人が癩病になったためにああいう道を選んだのだ」とか、「家族のうちに患者がいるから」とか、勝手な憶測やらうわさをし、揚句の果ては小説のモデルにまでされてしまいますし、親類からは大反対を受ける》という社会の目に耐える悲しさであり、つらさであった。「癩」に対する負の社会的感情をまともに受けたのである。病気という肉体を持つことは別にして、精神の面では病を持つ人と同じ社会的感情を受けたのであり、この点では全く病者と同じ場所に立つことになった。否応なく立たされたのであり、一九一六年（大正5）当時もそしてその後も医療者側であろうと、未だハンセン病ならぬ時代の癩に関わった人々は皆、病者と同じ社会的感情を受けざるを得なかった。この時三上チヨの悲しさつらさは病者と同じ地平に立つものであった。

そして三上チヨにとって全生病院に勤め始めた頃悲しくつらかったのは年若い看護婦であったと

いうことも加わっていた。三井病院では《院内キリスト教徒の集会などでは聖書学院出身者として、自然重きをなすようになる》（『鈴蘭村』）ということもあったが、全生病院ではそのようなこともなかった。そればかりかチヨへの面会人が病者であったとして事務職員から、《今の面会人は患者じゃないか、当直室をバイキンで汚されては困るじゃないか！　すぐ上がって来て消毒しなさい！と大変なケンマクだった。すでに当直室には一面にフォルマリンが撒かれ、バケツに強いクレゾール液が入れてある。畳も窓も拭くのだというけれど、苦しくて息もつけず、目も明けてはおれない》（「出戻りの記」）という扱いもあった。『鈴蘭村』でもこのことは取り上げているから記憶に残ったことなのだろう。《事務職員の中には官僚的な人も多く、患者さん達に対しても権柄づくで、待遇もお粗末きわまるものであった。看護婦に対しても同様で、日曜日の夜等、数名の信者、求道者と共に礼拝を守っていると、院内で伝道してはいかん、と電球を持ち去ってしまったり、検温器一本破損しても、始末書をとられた上、耳を引っ張って壁際に一時間立たされるのであった》（同前）。電球を持ち去ったり、検温器一本の破損で事務職員が始末書を書かせて看護婦の耳を引っ張って壁際に一時間も立たせるということが、おそらく何の疑問もなく行われていたのだろう。看護婦に対してこのようであったのだから事務職員が患者に対してどのような態度であったのか想像される。

この当時日本の病院組織というのは、看護婦は事務職員の下に置かれていた。それは一九三九年（昭和14）刊の三井病院の歴史『三十年略史』の中で事務職員名は出てきても看護職員名が出てこないことでも分かる。看護婦は医療職であってもそのようには取り扱われていなかったのである。看護及び看護婦の軽視であり、それは三井病院や全生病院だけではなかった。ナイチンゲールを生んだイギリスやアメリカとは違い、看護ということが未発達であった時期のドイツ医学を取り入れた日本の医界では、看護を軽視した。そのことが全生病院にも表れているに過ぎない。三井病院でも病院組織の中では看護・看護婦軽視は同様であるが、検温器一本の破損に対して看護婦の耳を引っ張り壁際に一時間立たせる事務職員がいたかどうかの違いである。しかし、その違いは大きい。患者への態度に跳ね返るからである。

使命感に燃えた三上チヨにとって、看護婦は目的ではなく手段であったから、看護や看護師の立場をあまり考えなかったようであるが、不治の慢性病では看護ということが最も大切になってくる。そして事務職員の看護婦に対する態度は看護婦が女であるということも関係していただろう。全生病院には男性看護人がいた。看護者が日本赤十字社の方針に影響され次第に女性のみになり、看護界では看護人＝看護婦となっていく中では、男性看護人の存在は例外的なものであった。男性看護人が三上チヨら若い看護婦たちと同様な扱いを、事務職員から受けていたとは思えない。

第二次世界大戦後に多磨全生園で働いた看護婦たちの話によると、一九五〇年（昭和25）頃の男性看護人と看護婦の組織上の待遇は同じであったが、男性看護人は医師と看護婦の間に位置していたという（'99・9・16「聞き取り」）。他のハンセン病療養所のことは不明であるが（沖縄愛楽園では創立当初知念看護婦が男性看護人を指導したという〔'00・8・1「聞き取り」〕）、全生園の場合は同じ待遇の看護人であっても男性は女性とは違った役割を持った。医師と看護人が車の両輪ではなく医師が看護師の「上」ならば、男性看護人は看護婦の「上」に立っていた。看護人として待遇が同じであったということなので病院組織として男女差を置いていたのではなく、人々の意識の結果だろう。

多磨全生園の組織構成を手がけた人々よりも、その中で働く看護人たちの意識の方が男女平等という意識の面では遅れていたことになる。だが人々の意識の結果は何らかの行動を生む。おそらくこのことは一九五〇年前後になって突然起きたのではない。歴史的なものであったろう。男性の看護長が手術をしたり診断書を書いた（『倶会一処《くえいっしょ》』）のもここに原因を求められるかも知れない。

　三上チヨが全生病院で働き始めた時には、一九五〇年前後よりももっと男性上位の意識が働いていたと推測される。事務職員が男性看護人の耳を引っ張って壁際に一時間も立たせたとは考えられない。年齢も若く病院組織の中でも最も力のない存在であれば、傍若無人のたくましさを持った患者からも遠慮のない態度を取られ易かっただろう。看護婦たちの立場は患者からも見えていた。一九三〇年（昭和5）に入ってからのことであるが、《もっとも弱い看護婦層をいじめの対象として、『勤務時間中又は退庁後、みだりに患者区域に出入りしてはならない』『患者とことさら不必要な交際をしてはならない』という禁令が事務所から出され》（『倶会一処』）たという記述が見える。三上チヨが全生病院で働き始めた時が最も悲しかったというのは、このようなことが土台にあってのことである。使命感という意識と、受ける待遇に大きな裂け目があったのである。

　若い看護婦は社会的地位としてはより患者の立場に近かった。当時のハンセン病に対する社会的感情を受けるということでは患者と同じ場に立った三上チヨであるが、後に病者ではない故にその社会的感情から意識の上では救われる。表彰によってである。一九三〇年十一月《皇太后陛下より蒔絵硯箱及び金一封を賜わる》ことによってであった。『鈴蘭村』で《生涯で一番うれしかったことをきいてみるとその時のことをいう》と著者の藤本浩一の質問に答えたことを記している。

服部ケサと三上チヨは、チヨが全生病院に移ってからも手紙のやりとりを頻繁にし、暇を見つけては互いに訪ね合った。チヨが東村山から出てきて二人で小石川植物園を歩いたり、両国花火を見たりした。正月にはチヨが三井病院へやって来て病院の看護婦寄宿舎に泊まった。病院の看護婦たちは以前と同じように迎え、カルタ取りを楽しんだりした。三井病院の看護婦の中にはチヨ以外にも全生病院へ行き働いた者もあり、その交流もあった。一九一七年（大正6）一月三日の夜には二人で田端のクリスマスに行く。《祝された集まりであった。夜十二時近くに帰舎》（大正6・1・3）と日記に書く。午後六時頃から田端に行き、数時間を病者と共にクリスマスを祝ったのであった。

五　野の花すずらん

1　聖バルナバ医院

信仰を同じくする者たちは遠く離れていても固く結ばれ、草津湯之沢に光塩会とヨルダンホームを作り、東京に明星団を結成し、それぞれの地で動き始めていたその一九一五年（大正4）七月下旬、コンウォール・リーは宿沢との約束を違わず初めて草津湯之沢を訪れた。夏季休暇を利用し、リーの日本語教師でもあった井上照子伝道師を同道しての来草であった。リーは上町の白根ホテルに投宿し、二週間ほど草津に滞在した。宿沢はもちろん湯之沢中を案内し、リーの湯之沢視察を助けた。その結果、リーは湯之沢南側の山一帯を購入することにし、売買契約を結んだ。宿沢の話を聞き、実際に湯之沢とそこに暮らす病者を見て、リーは湯之沢定住を決心すると共に、何が必要で何が可能かを見極めたのだろう。この時リーは来日七年目、六十歳を目の前にしていた。定住の準備と共に、宣教師であるリーはこの間二十一名の洗礼志願者の準備教育も行った。帰京したリーは聖公会北関東地方部監督のマキムと面談し、おそらく湯之沢の実情と共に伝道についても語ったのだろう、聖公会宣教の湯之沢への組織的取り組みが準備されたのである。

リー来草の翌八月には早速米原、ヒューレット、マキム、大藤、アンデレス、メレデス等聖公会の人々が訪れた。そしてまた宿沢の招きで東洋宣教会の安倍千太郎も来草しヨルダンホームに三週間滞在した。

この年の九月末には湯之沢の戸数は百一戸となり、定住者は二百五十名を超え、浴客百二十名を加えると湯之沢の常時人口は約三百七十余名となっていた。旅館十六軒、商店十四軒、飲食店二軒、理髪店二軒、農業二十軒、その他に大工、左官、建具店があったという（『教会史』）。それぞれの生業を背負ってやってきた湯之沢である。農業の二十軒は多いが、農地もない湯之沢での実態はわからない。その当時の日本の産業構造からするなら農業出身者は多かったと推測するのみである。定住者約二百五十名のうち光塩会会員は七十二名となっていたから、約三割ということになる。この数は湯之沢を動かす力ともなり得ただろう。また十月には上町と湯之沢との間を病者隔離のため仕切る必要があるとして、草津町は滝下口に関門を作り、その代償として年間百五十円を湯之沢区に支払うことにした。歴史的に草津町は病者を自然に受け入れていたから病者地区として湯之沢区に関門を設けても、実際には関門の意味をなさなかった。その関門には柱があるだけで出入りに制限はなかったということである。

明けて一九一六年（大正5）、リーは定住を目的に来草する。来草日が四月二十日（『教会史』）、五月（『風雪の紋』『生涯と偉業』）と資料によって一致しない。『教会史』でも別な箇所では五月としているが、四月二十日は春季消防点検日という特別な日でもあったという記載があるから、記憶に残る日である。リーは早速行動する。既に売買契約をしていた湯之沢南側の山一帯を立木と共に入手し、湯之沢に近い上町の東北に木造家屋一棟を買い入れた。リーはこの家を「満足の家」と名付け住居とした。その後、山の東側に「慈善の家」を建設、さらに上町続きの地蔵坂に面した地に「平和の家」を一棟建設して上町伝道用として用い、その一部を冬季中の住居とした。「慈善の家」は熊笹を切り開いて建てたものであり、冬は積雪のために出入りが出来なくなるので、こちらは夏季用住居とした。山の東側であり景勝の地であった。

　そして教会の設立。宣教師であるリー、また光塩会を育ててきた会員にとって教会の設立は待ち望んだものであった。特にこの年の四月にヨルダンホームを解散してからは日常的な場を失っていた。教会設立ということで場所を求めた結果、光塩会の事務所でありヨルダンホームでもあった松村館別館が当てられることになった。場所は高台で部落の中心といってもいい所である。教会の名称は、リーからの数種の提案があり、その中から光塩会会員らが選んだのは「聖バルバナ教会」であった。

《慰メノ子聖バルナバノ名ヲ冠スル》(『教会史』)というのが命名の由来であった。《「慰メノ子」ノ教会ヲ通シテ日ゴトニ慰メラレ、新シキ生命ヲ受ケツツ、彼ニ倣《なら》ヒテ良キ信仰ニ進ミ、彼ノ如キ、病メル兄姉ニ勧メト慰メトヲ与ヘ、彼ノ如ク伝道ニ熱心ナランコトヲ》(同前)という願いもあった。この草津聖バルナバ教会は、日本聖公会の組織の一つとなり、管理長老はアンデレス師となった。聖バルナバ日の六月十一日に、「草津聖バルナバ教会」は発足したのであった。

　教会が発足するとともに活動は活発になる。《世ヲ忍ビ、人ヲ避ケテ生活》(同前)せざるを得ない同病者への伝道文書としての『草津教友』(全四ページ、月一回四百部)を発行する。ケサは、日記によれば翌一九一七年(大正6)一月十七日に三井病院で、八月三十一日には全生病院で、『草津教友』を受け取っている。日曜日の礼拝説教・日曜学校・早天祈禱・晩禱をはじめとして曜日ごとの行事も組まれ、教会を中心としての信仰生活が規則的行事によって支えられていく。光塩会の婦人会は聖バルナバ婦人会へと移行結成される。この婦人会の成員の半数は上町の女性たちであったという。代禱会を始め、避暑客のためにも伝道文庫である図書館・聖公会草津倶楽部を、さらに光塩会から引き継いだ子供たちのための聖愛園を聖愛幼稚園として発足させた。

リーは信仰生活の要としての教会を設立した後、病者への直接的救助へ着手する。教会設立の六カ月後の年末、十二月二十日に単身の若い女性一人を《太平館階下裏手六畳一間ヲ借リ受ケテ》(同前)受け入れたのである。バルナバホームの始まりであった。この女性は池田ミツであったと思われる。年の明けた一月からはさらに三人の女性を受け入れたため、六畳一間に四人では狭くなり、太平館の二階全部を借りて彼女らを受け入れ、それを「愛の家庭」と名付けた。女性ホームの誕生であった。この「愛の家庭」の舎監として招かれたのが三上チヨである。チヨは既述のように、看護婦の資格を得た後、猛然と全生病院へ行き看護婦として働いていた。そして「愛の家庭」の舎監を引き受け、四月四日には全生病院を辞職した。辞職した四日の夜は三井病院に泊まり、翌日伊豆大島へ向かったのである。

服部ケサの日記について、藤沢かめのによればケサは二十年来欠かさず日記を付けていたということであるが、現存しているのは次の五年分だけである。今まで引用してきた一九一四年(大正3)の日記をはじめ、一九一七年(大正6)・一九二一年(大正10)・一九二二年(大正11)・一九二三年(大正12)のものである。それぞれ「大正三年　当用日記」(博文館)、「大正六年　文章日記」(新潮社)、

「大正十年　吾家之歴史」（警醒社書店）、「大正十一年　吾家之歴史」（同）と題された市販の日記帳である。一九二三年の日記は市販のものではなく、原稿用紙に書かれたもので「服部袈裟子女史遺稿（大正十二年）」の表紙があり誰かが筆写したようであり、読み取れなかった部分は空白となっている。

現在では草津湯之沢は跡形もなくなり想像すらできなくなっているが、この服部ケサの日記から当時の生活がある程度は推測できるかも知れない。一九一八年・一九一九年・一九二〇年（大正7―9）の日記は残されていないので、残された日記から湯之沢の生活を見てゆくことになる。散逸した日記の日々、その時々の具体的出来事は分からないが、残された日記から湯之沢での医師としての生活を垣間見ることはできるだろう。そして湯之沢で生きた人々の生活も。

服部ケサの来草は、三上チヨが湯之沢の現状に触れリーに医師の必要性を進言した結果であると、主要な資料は語る。『教会史』『生涯と偉業』『鈴蘭村』はそうなっている。出処はすべてチヨ本人であり、三上チヨの記憶はそうなっていたのだろう。だがケサの日記一九一七年（大正6）一月五日には《退けてから、リー先生に御面会の都合を井上氏に宛てゝ問ひ合はせの葉書をかく》という記述がある。この日付はチヨが湯之沢へ行く前である。「井上氏」というのはリーの日本語通訳で伝道師の井上照子だろう。

推測であるが、宿沢はリーへ、医師服部ケサと看護婦三上チヨのことを、早い段階から話をしていた。あるいは初対面、藤棚の下で涼風を受けながら四時間にわたる会談で、既に話されていたかも知れない。そしてまた、宿沢は、リーと井上照子の存在を、二人に話をしていた。そうでなければ、三上チョが草津へ行く前、しかも全生病院を辞める前の一月五日に《リー先生に御面会の都合》を問い合わせたりはしない。おそらく宿沢からリーがケサに会いたいと言っているということを聞いたのではないか。それでリーとの面会の都合を聞くことになった。なぜなら、心は揺らいでも、ケサはこの時点で草津のハンセン病者と関わろうとしてはいない。したがって自分から連絡を取る必要性はない。

リーへ面会の都合を問い合わせながらも、ケサは三井病院で看護婦としての仕事を続けていた。三井病院では満三年目を迎えつつあり、昼勤、夜勤という不規則な仕事にも慣れ、余裕が出てきたのか、英語の勉強をしようと正則英語学校から講義録を取り寄せている。仕事は小児科病室や光線療法科であったりする。そして前年度の患者統計を二カ月かけて作っている。病院の仕事としてであり、《統計略出来上がる。仕上げたのは何だこれしきの事かと思ふやうなもの》(大正6・3・7)と感想を書いている。ケサの力は静かに浸透してゆき、医師の資格の有無というばかりではなく、統計を任されるように看護婦の中でも重きをなしていったのだろう。全生病院に行ってからであるが《昼食堂に居る時に、電報と云ふので驚く　片山先生から、婦長の世話を早くたのむと云ふ事》(同9・1)ということもあった。

ケサの生活は、医術開業試験の受験勉強に費やしていた時間が看護師の仕事に代わっただけで、その他はキリスト教信仰、という二つが中心であることは、以前から変化がなかった。この二本の柱はケサの生活・生き方の基本となった。三井病院でのキリスト教徒の集まり、富永牧師の駒込教会への出席、三上チョとの関係から聖書学院出身の信者たちとの交流、があった。この他は女医学校時代の友人たちとの交流、ケサの日記の中で「K」と表記された藤沢かめのがその中心であるが、医師となった友人たちの動向も伺える。Kは育児会で働いている。育児会というのは《竹田宮妃殿下を総裁に奉戴し侯爵母堂鍋島栄子刀自を会頭とし京浜間貴婦人達に依て組織されてゐる財団法人婦人共立育児会附属病院はその創立は古く明治三十五年（一九〇二）頃からで、暫く帝国大学小児科に依託されてゐたのが独立の病院となつたのは明治四十一年（一九〇八）頃の事と思ふ。事務監督に小橋一太氏（今の政友会本党幹事長）、医務監督に医学博士弘田長氏、病院開設当初より女医のみを以て医務に当つて来た女医に関係深き病院である》（『日本女医会雑誌』二十六号）という病院である。おそらく営利のみを目的としたものではなかっただろう。三井病院の看護婦の中には全生病院で働く者も、また戻る者もあり、その交流もある。日記によればケサは二月二十四日に全生病院のチヨを訪ね、四月三日にも三井病院の婦長綿谷礼利とともに訪ねている。

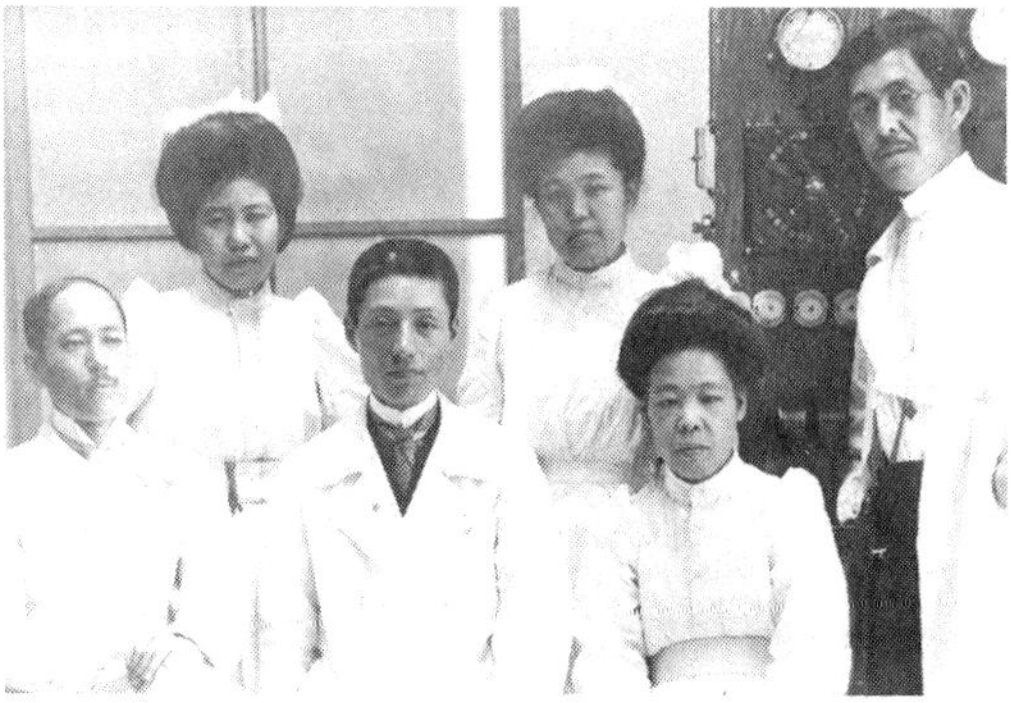

大正6年レントゲン室　ケサ手前右

《あゝ、神様すべて哀れなるものを慰め給へ》（同1・7）、《なすべき事をなさず、徒《いたず》らに過すやうな気分にて不快》（同1・16）、《私はいつも〳〵毎日物足らない、それは、皮膚科の事が気にかゝって。昨日井上先生と千代さんとの話の時に私の事も出たさうだが、あゝ、私に勇気があったならば》（同2・2）、《千代さんの此頃の心中を気の毒にまた彼女の為めに神様が導く苦労を受けてるのだと思ふ》（同2・26）、《終日千代子の事と此後の方針とを思ふ》（同2・27）、《今日は後事を定める日だった。千代さんは返事をまってゐるだらうに、あゝ物質の欲と云ふわけでは無いが、私は千代さんに必要なものを作ってやりたくて其のためお金がほしかったのだけど、それを作る道がない、夜、頭痛、肩のこり甚《はなはだ》し》（同3・6）、《自分の真の生活で無いと思ふので不快だ》、《千代さんに手紙を出さないですまない》（同3・9）、《千代さんに済まないと思ってる処へ手紙、心配もされ怨まれもした、絶望の声も吐く　泣いて眼が痛い、いつものやうに腫れた》（同3・13）。

ケサの日記から抜き出せば、煩悶する様が浮かび上がる。その間、ケサの妹テイ水野仙子から《千代さんの辞職前にあの病院を一度見せて貰ひたい》という内容のハガキ（三月八日着）を受け取っている。これは二月二十八日に《発　貞子　ハガキ》とあるので、そのハガキでチヨの全生病院辞職を伝えた、その返事だろう。少なくとも二月二十八日には、三上チヨはすでに全生病院辞職を決めていた。ということはこの日以前に宿沢は上京し、「愛の家庭」の舎監を依頼するために、全生病院で働いている三上チヨを訪ねていたと考えられる。そして宿沢からかチヨからか判然としないが、ケサにも草津行きの話が持ち込まれていたのではないか。《終日千代子の事と此後の方針とを思ふ》《今日は、後事を定める日だった。千代さんは返事をまってゐるだらう》とあるのは、草津行への決断を迫られていたのではないか。どちらにしても、この時点でケサは現状維持を選んだ。

このような心的状況時に《Kを訪ねたら、鷲山先生〔吉岡弥生〕の御訪問があった。先生は私に三郷に石井姉の後任として行かないかと、院長は福島県の人ださうで、望んで居られるとか》（同3・3）という看護婦ではなく医師として働ける話を持ち込まれても、気持ちが進むはずはなかった。《しかしお受けしなかった》と続く日記であった。

四月二十日《着　リー姉　ハガキ》《リーさんご上京の由、面会の時間を問ひ合せて来られた大に多忙》《夜、リーさんに速達を出す》とある。そして翌日の四月二十一日、リーは三井病院を訪れる。《終日そわ〳〵忙し、午前十一時ころ、リー姉御来訪下され貴賓室で約一時間許《ばかり》のお話、草津行の事に就いて》（同4・21）。《草津行の事に就いて》とあるだけで具体的な内容は不明であるが、リーは草津湯之沢で進行中の事やこれからの計画を話したかも知れない。ケサをわざわざ訪ねたということは、看護婦としての三上チヨは草津行を決心していたから、医師としてのケサを当てにしていたのかも知れない。ケサは意志表示をしたつもりはなく、結論を出していない。だがリーはどのように受け取ったのか。

ケサはこの日は大忙しであった。これから船で伊豆大島へ渡り、さきに渡島しているチヨと合流する予定であった。大島には安倍千太郎やその妻、また後藤夫妻など、田端で出会った病者たちがいた。この日の夜、ケサは船に乗り、翌朝五時頃着島。大島で訪ねたのは結核のために転地療養をしている者を含め、ほとんど病者であるようだ。同信の友との交流を楽しんだ。そして五月四日ケサとチヨとは三井病院へと戻ってきた。五月七日には《千代さんへの送別祈禱を有志が捧げ》て《九時四十分上野発でいよ〳〵草津に向はれた。前途に祝福あれ、月が殊にいゝ。婦長さん、山崎、高梨、黒板、田原》が見送った。三上チヨは信州沓掛《くつかけ》から駄馬の背に揺られ翌五月八日に草津湯之沢に着いたのであった。

五月十一日（金）　晴　小雨　千代子　着状　ハガキ

温かな日を浴しても私の心は沈んで居る。自分が居る可き処に居るのでなく神様の声を空聴きしてると云ふ罪を思ふて居る。今更煩悶してるのは決して我慾に引かれるのではない。進むべき方法―方向に対して自分の力の不足なのに怖れを懐いて居るのだ。一日一日と過ぎるのが殊に残念此上もない。

五月十四日（月）　雨

午後三時から看護婦講習生第五回卒業式、三井男爵令夫人御参列、優等生田原、佐々木氏二氏。寄宿舎の方も御覧なされたさうだ。卒業生の御馳走は寄宿舎でこしらへた。私は何にも手を出さず夕方から室に引っ込んで千代さんの綿入れを縫った。十時迄《まで》に仕上げる。黙って考へてるうちに思ふのは、斯病者の看護婦を宗教的教育と共に養成する事、これを遺児等から仕立てたいと思ふ。

五月十五日（火）　晴

うれしいやうなお天気、千代さんの羽織をぬひかけた。工夫を重ねてやりくりするのだから手間取る。こんな事に貴い時間を費すのも惜しいが　これも一ツの奉仕と考へてやって居る。夜綿を入れる、肩がこって歯痛がはじまって来た。

　五月十六日（水）　晴　着　千代子　発　同　リー姉へ

千代さんからリー師が私が行かないのを失望なされた事、千代さんと二人で住む家をわざ〳〵建てる事などあった。私は決心の手紙を直ぐ認めて出した。主よ御護りを下し給へ

ケサはついに、リーへ草津行を決心した手紙を出したのである。

　五月十八日（金）　晴

午後婦長さんと話す。草津行の事も話す。夏にはお手伝ひに行きたいなど仰って下さる。

　五月二十一日（月）　曇　夕雨　着　千代子　同　発

昨夜就寝前の祈禱に際して千代さんの事は神様が御護り下さるから案づる事は無いと云ふ思ひが強く起ったので、お任せ申した。なほ貞子〔妹テイ〕の事は気になって祈る。昼頃千代さんの手紙によりてリーさんが病人のためによろこばれ、又千代さんがもう淋しくあるまいと云はれたとか。全生病院行の話其他。昇汞水《しょうこうすい》がほしいと云ふので少許《すこしばかり》おくる。何かおいしいものをと云ふのでドロップきん柑を少しおくる。明日慈善協会総会に婦長さんがお連れ下さるはづ。

五月二十二日（火）　晴　A姉　リー姉　着状　発　ハガキ　千代子

リーさんからお手紙があってうれしい。千代さんからので見れば、リーさんが全生病院長によく頼んでやれと心配して下すってる様子。十一時頃から婦長さん大原さんその他七名許りと植物園に開かれた慈善協会へ。石黒男〔男爵〕、新渡戸博士の講話、盛会であった。筧さんを折々にお見舞する。貞子の病気をおもふ。

五月三十日（水）　晴　着　K

今日、片山先生に後任者に就いてお話しする。入浴の時婦長さんにお目にかゝる。千代さんからのお手紙で多忙な事、それにも拘らずお手紙を下さる事をよろこばれてゐらした。又リーさんが私を待って下さる事が書いてあったと仰る。夜筧さんお見舞にいった時、小川先生御廻診。Kからの手紙に何事かとおどろく。吉岡先生にお目にかゝった時、遂《つい》私の事を話した。先生は讃《ほ》められたが身体を心配して下さったと、これが無断で話したのが悪かったら、ゆるしてと云のであった。

ケサは日記帳の「五月の感想」の欄に次のように書く。

旅行を終へて千代さんを見送り静かに祈って草津行を決心したのは、記して置くべき事だ。

前途はひたすらに神様に御護りを頂くより外に、自分の力とては何も信ぜられぬ　お恵みを許

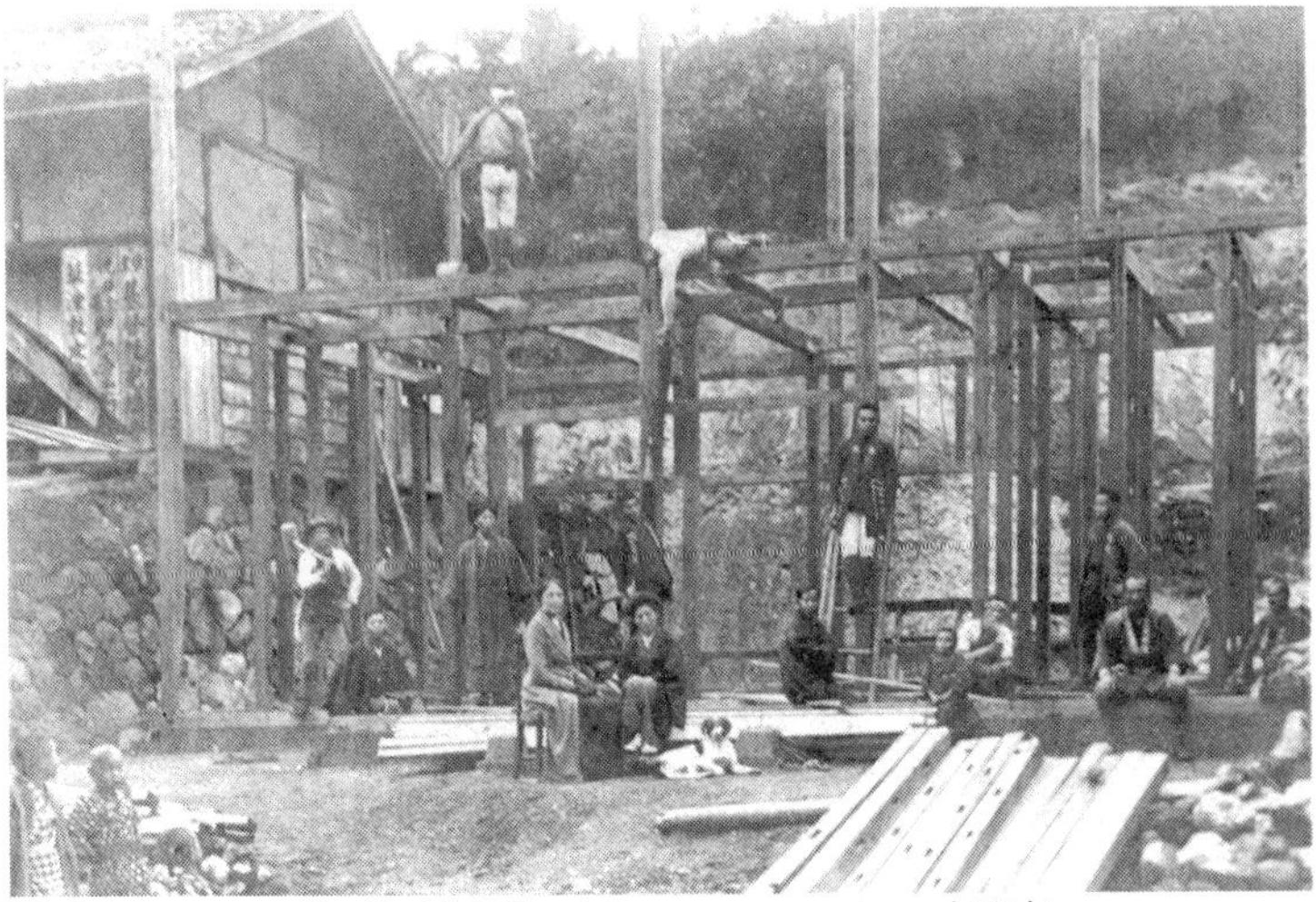

聖慰メ館 建築風景　中央コンウォール・リー　大正6年

り目に見える時と、悲境が目に見える時とある、どうぞおたすけを願ひます、父なる神様私のする事に誤りあれば、主御自身にお叱り下さいませ。

こうしてケサは長い時間をかけて草津行を決心する。三上チヨの記憶とは違いコンウォール・リーは早くから病院の必要性を認め構想していた。おそらく宿沢から医師と看護婦である二人の女性――しかも熱心なキリスト教信者でハンセン病者と行動を共に出来る――そういう女性の存在を聞いた時から病院建設も考えていたのではないか。だからケサと会い話をした。医師が必要だった。《リー姉が私が行かないのを失望なされた事、千代さんと二人で住む家をわざわざ建てる》ということはそれを物語る。ケサの決心以前に既に建物を建てようとしているのだ。

リーには、まだまだ西欧に届かない発展途上の当時の日本のハンセン病者に対して、何が必要で何が可能かを、三上チヨなどよりははるかに見えていた。故国を後にした六十歳のリーは、広い視野と深い人間性と共に、年相応の老練さもあっただろう。そこは一世代若い、がむしゃらな行動力を持った若い三上チヨや、ただひたすらに奉仕のみを思っていた服部ケサなどとは違ったところである。

ケサは草津行きを決心すると、その準備を始める。これから不治の病であった癩に対する医師として働くために、全生病院へ行き、実地を学ばなければならない。全生病院への連絡はチヨを通してであった。六月十日にチヨからの手紙を受け取る。《全生病院行の事が叶ってうれしい。院長さんのお手紙の一部分も封入されてあった》とある。三井病院の事務長船尾へも話す。《夜、船尾さんと御約束申上げた金曜日であった。辞職の事に就いて申上げた。九時半帰舎。草津の夢を昨夜は見た程いろ〳〵思ふ。どうぞ、全能の父の聖手《みて》にすがって働して頂きたいものと何時も願ふ》（同7・6）。駒込教会の富永牧師にも伝える。

七月八日（日）　晴

教会に出席、お富さんと一処にお宅へ。こぢんまりしたおうちだけれど、汽車と電車の通行が八釜《やかま》しい。先生は二回往復歩きなさるのだから中々大変だ。草津行の話をした。女の人はきまってから話すのだからと先生は仰る。働きが困難と云ふ事、女が其様な事にたづさはるのはふさわしくない。余りに残酷だと仰る。総てを犠牲にしてやれば出来ない事はないと云って下すった。夕餉《ゆうげ》を頂く。先生教会にゐらしたあとお富さんと話す。お帰りの後までも長話した。

三井病院の事務長や婦長に、また富永牧師に辞意を伝えた後は、七月十四日に駒込教会で送別祈禱会が行われた。《斎藤さん発起人、大口さんと大いに骨折って下さる。先生司会、コリント後書十三章一―十四、讃美歌土の尊きみ言葉は、二六一番、角尾さんのお話、お富さんのお祈、Kの祈、私の答辞》とある。同月二十四日には三井病院に辞表を出す。二十七日には病院で《夜、婦長さんが送別祈禱会を開いてくださる》ということであった。

七月三十一日（火）　晴

朝兄上の処に行く。昨夜はおそくまで、おまち下されたとか、静夫に柔道着をおくる。九時過ぎ帰院。仕たくに手間取る。井上先生にお目にかゝる。外来病室、医局に御あいさつ。新宿〇時五十七分発でいよ〳〵村山に向った。竹田、富永、加藤、大原さんのお見送りを受ける。婦長さんは間に合はなかったらしい。村山では皆さんお帰り前、院長さんにお目にかゝる。米子さんも夜お帰りに。非常に疲れてねむる。

翌八月一日から十月二十四日までケサは全生病院で研修を積む。日記には、外科、眼科、外科手術の手伝い、大風子油注射、カルシウムの血管注射の記載がある。当直は八月に六回、九月には八回、十月には五回である。

八月四日（土）　晴　着　千代子封書　吉田氏　K　ハガキ

新入の方が見えた。看護婦の仕事に経験が無い許りでなく此頃になっていろはを習ったと云ふのに驚きもし其境遇に同情し勇気に感心した。四十歳許りで三人も子供のある人。

八月五日（月）　晴　小雨　発　K　佐野　浜姉　ハガキ　千代子封書

最初の日曜、今日夜は、三井病院のため、癩病患者のため、草津、船尾さん、三人で祈る時と定められたのだ。

八月十二日（日）　晴　千代子着

当直の日。千代さんからの御手紙によれば、聖公会との信仰が合ないためいろ〳〵やりにくいさうだ。患者のために止って居るけれど絶望の声を出して居る。A兄〔安倍千太郎〕に辞さうかと云ったさうだ。夜当直室で手紙をかく。励し、或は叱る。私自身も大に決心しなければならない。いづれは独立して働かなければならないとの観念は余程以前からある処だ。

八月十五日（水）　曇　着　教会　市原姉　ハガキ
発　千代子へ　佐野兄　とく子　新家庭へ答

起きてみても脹れは退かない。重苦しく頭も重い。草津の事が絶えず気になる　神様より外にたよるものが無い　何卒日本人丈《だ》けで適当な場所に収容所を作りたいもの。乍然《さりながら》現在は草津に行きてリー師の下に働くと云ふ事より外に力を注いで居ない。当直。

八月十八日（土）　小雨　着　千代子

米子さんにあてた手紙の中へ短いのが巻かれてあった。信仰上の苦痛は単純な我まゝと違ふと云ふ事、自分を本当に知るものは神様よりない。聖旨と信じた時は誰にも相談せずに姿をかくすかも知れない、など。かう云ふ考へも当然の事だけれど、私は同意できない。

全生病院の看護は、看護婦の経験が無いばかりでなく四十歳ばかりでやっといろはをならったという女性にも任された。大正時代の一九一七年（大正6）の事である。その中で《院長さんが眼科に入らしていろ／＼教へて下さる》（同8・17）、《院長さんが御廻診、折にふれて私にいろ／＼お教へ下さる。昨日から診断学をよむ》（同8・20）と学んでいた。

八月二十一日（火）

大風子油注射。森岡先生が施行された。今度から私がする筈。久し振りの事とて患者は我も／＼と押しかけて来た。これを見ると、涙がこぼれる。本院にて俸給をはじめて受く、当直。

八月二十三日（木）　晴

大風子油注射を百名近く施行　はじめてしたにしては重荷であるが、思ひの外疲れない　患者のよろこぶ事を思ふと幾らでもとおもはざるを得ない。

八月二十九日(水) 小雨

林先生廻診の時、カルシウムの血管注射をさせて下さるのに、中々出来ない。人のを見てれば容易な事らしいのだが、患者にすまないと思ふ。これが半年、一ヶ年と積るうちには、上達する事も考へられないのではないが、患者の不遠慮な物言ひを時には耳に入って情なく思ふ事がある。しかし私は死んだつもりで此仕事にかゝったのでは無いかと自分をたしなめて居る。

九月三日(月) 晴 着 船尾氏 ハガキ 千代子封書 着

注射の疲れがズク〳〵する。カルシウム血管注射を上手にしたい〳〵とおもふ。夕方になって、一人、腫れて痛いと云ふのを聞きいやな思ひ、何でも私は主におたすけを求め、御護りを願ってする。当直 細工物をする。千代さんは先日、按手礼を受けられたさうだ。これには数々の苦悶があったと云ふ。暁方、千代さんの夢を見て居た。

九月十日(月) 晴 雨

疲れてねむる。大風子油注射、百〇六名、少し森岡先生もなされた。今日は痛いと云ふものが少ない。これは針のせゐと思ふ。指はます〳〵疲れて、痛みを覚える。早く帰る。米子さんに絞染袋を縫って上げた。鈴虫が軒の籠になく。

九月十一日(火)　雨

事もなく過ぎて行く。毎日草津の事を思は無い日はない。当直。

九月十三日(木)　晴

大風子油注射、終りの頃院長さんが来て御覧なされた。今度から二丸にしたならば注射に楽だらうと仰る。夕方、散歩、野菊をつむ。

九月二十八日(金)　晴　網代不二子氏着封書　Kよりハガキ

頭重、不快感。お掃除の時、いやな気分になる。昼餉後解剖、立って居るのが一ツの苦痛であった。皆さまよりはやく帰る。

九月三十日(日)　雨　暴風

昼から礼拝堂に行く。オルトマン氏の説教。先日来訪のダニナ氏より患者に寄進された手ミシンを集会患者に紹介された。強い〳〵雨。夜は非常にあれた。絞染のゆかたをぬふ。

十月五日(金)　小雨　着　節姉　浜姉

当直。血管注射に自信を以て行く事が出来るのを感謝する。夜、原丈作が亢奮して来たが、注射と説諭によって間もなく静り、眠ったのは気持ちよかった。カルメをやく。

十月十二日（金）

日達上人六百三十六年御会式、患者は大いに活動して、万燈や旗やそれ〴〵の準備をつくした。詔月僧正の説教、一堂に会した時、患者の顔を見る毎に涙ぐまれる。

十月十五日（月）雨　着　K　会報　発　千代子　K　節姉　遠山薬局

薬品の事が気にかゝり、駒込、遠山薬局に時価表をたのむ、先方では知らない処からと思ふだらうが、こっちはあすこならとおもって。午後一時半から慰霊祭、東本願寺からお坊様が五名。一場の説教はなか〳〵甘味があった。

十月二十二日（月）　晴　基督会　東京小梅七日にと

上天気。コスモスも菊も、つたの紅葉も美しい。朝試験室に院長さんとお話して辞意を申し上げ、序《ついで》にいろ〳〵の御教を頂く。夜綿入れをくける。後沢さんの奥さんは昨夜のつゞきをしにゐらした。基督会に私の記事がのせてある。もう此処を去る時だと思ふとなほ感慨がふかい。

十月二十四日には《朝、院長さんとお話、午後医局一同写真撮影》をして《荷物をまとめる》とあり、全生病院を後にした。二十五日から二十八日までは日記を書いていないので、三井病院へ引き上げたのだろう。三上チヨは二十六日に上京。草津で使う器具や薬品を買い入れるなど、草津行きまでに忙しい日々を送る。

十月二十九日（月）　曇　着　大藤氏

村山から転送された大藤長老の御手紙によれば器械等の買入に着て《〔ママ〕》、リー師から御さたある迄でまてと。（廿《二十》九日御旅行、十一月十三日御帰京と云ふ）とにかく久堅《ひさかた》町まで御たづねしたら、お目にかゝれた。買入に適当な手づるがあるなれば、こちらでしても差支へないと云ふ事になった。帰りに育児会により、遊んで帰りは歩き買物する。

十月三十一日にはリーより手紙が来る。《リー師からのお手紙で草津ではこのやうなものさへまって居て下さる事を一層感謝した》とある。『教会史』には《視察ノタメニ内務属ヲ派遣スルコトトナリタリ。サレバ光田医師之ガ案内者トシ大正六年十月来草シ、三上・服部二女史ト共ニ細密ナル視察ヲナシ》とあるが、この年服部ケサが十月に草津に行った様子はない。

十一月一日（木）　晴

慰廃園訪問。大塚夫人にお目にかゝりいろ〳〵のお話を承り、患者舎宅訪問。裏の畑なども見せて頂く。帰りは暗くなる。京橋で電車を下り、夜店を見る。疲れて〳〵帰る。

十一月三日（土）　晴

三菱にお金受取りに行く。往復歩行。松屋にて買物。駿河屋に貞子を訪問、夕餉を馳走になりおそく帰る。わざ〳〵貞子は大崎から出て来たのであった。

十一月五日（月）　晴

福場さんの処でA〔安倍〕夫婦に逢ふ。惜い別れ。励しの祈禱を受けて帰る。上野で博物館に入る。文展は転別日であった。根津では丹羽さんにお目にかゝってうれしかった。たった一度御目にかゝりたいと三年越し思って居た。相変らず、切り下げがきちんとして。帰れば節姉御上京の由。直ぐに本所へ行く。浅草へいって留守と云ふ。私達も買物して帰り、皆して狭い処に泊まる。

十一月九日、服部ケサは迎えに来た三上チョといよいよ草津へ向かったのである。

十一月上旬、迎えの為めにとて出京された三上姉と共に信州沓掛《くつかけ》駅に暁方下車、其処から駄馬の背に揺られ乍ら、草津迄で九里の山路を辿りました。浅間の煙や人里を後ろにして、霜枯《しもがれ》淋しい高原に黄葉した落葉松《からまつ》を眺めつゝ、前途の希望と杞憂とに胸おどらせました。かくしてうす寒い薄暮、四千六百尺の高地の谷合《たにあい》なる一小部落である湯之沢に着きました。これぞ、我等が為めに神の選み置き給ひし、三百の病者の群れ居る処であります。（現今五百名）

（「湯之沢に来て」）

翌十一月十日に着草。十一月九日から十一月十六日までの日記は、書く間もない程忙しい日々だったのか、書かれていない。おそらく出来上がったばかりの「聖慰メ館」の一室を居室とし、聖バルナバ医院開院の準備もしたのだろう。

十一月十四日服部ケサの歓迎会が開かれたと『教会史』は伝える。

　開会祈禱椚○晴○兄、聖書朗読横○武○兄、開会の辞管○丈兄、歓迎の辞高○儔兄、吉○浩○兄、相○鎰○兄、高○千○兄、リー女史、（答辞服部先生）、有志三名の祈禱、松○掬○兄の閉会祈禱ニテ会ヲ閉ヅ。茶菓ノ饗応アリ。来会者男子三十三、女子十九、子供三、計五十五名、稀ナル盛会ナリキ。リー女史ノ発案ニヨル余興ハ又抱腹絶倒ノ興ヲ添ヘタリ。殊ニ「商売御授ケ」ノ一面ニ於ケル「猿廻シ」ハ其ノ技神ニ入リ大喝采ヲ博シタリ。（『教会史』）

ケサはこのような歓迎を受け聖バルナバ医院で医師として働くことになった。ケサは十一月十七日から二十日まで日記を記したのみで、この年の日記は終わっている。

日記で《旅館の患者、お灸のあとに非常に腫脹したと云ふ右足を見て貰ひに来る。早く医局の出来る様に》（同11・19）と願った《医院は湯之沢の中央に位する教会に相隣して設置された、小さな建物でありまして、十二月一日から一般癩患者を、資力あるもの、無き者も共に》（「湯之沢に来て」）《実費診療を標榜シ》（「『教会史』」）診察するべく動き始めたのである。『教会史』では十二月三日に開院したとなっている。食事や身の回りの世話には、かみおきみ、かみさきけさ、という二人の女性が当たっていた、と少年時代をバルナバホームに暮らした桜戸さん〔11頁〕は言われた。

一九一八年（大正7）から一九二〇年（大正9）の日記はない。『日本女医会雑誌』六十五号の「全生病院を訪ふ」という座談会の中で杉田鶴子が《三上さん、ＭＴＬの小林さんに御会ひですか、あの方へ服部さんの日記が行ってゐるのです》とある。どのようにしてＭＴＬ（Mission To Lepers 救癩協会）の小林の手に渡ったのかは、分からない。それらの日記は行方不明となり、遺族の元に戻ったものだけが残されている。失われたケサの日々も、残された日記の日々もそう変わりはなかっただろう。

2　「死者のきよめ」

一九一七年（大正6）十二月初めに、医師服部ケサを迎えて聖バルナバ医院は開院した。三上チヨは「愛の家庭」の舎監から看護婦に戻った。医学看護学を修めた二人の女性によって湯之沢での専門医療者による治療が始まったのである。

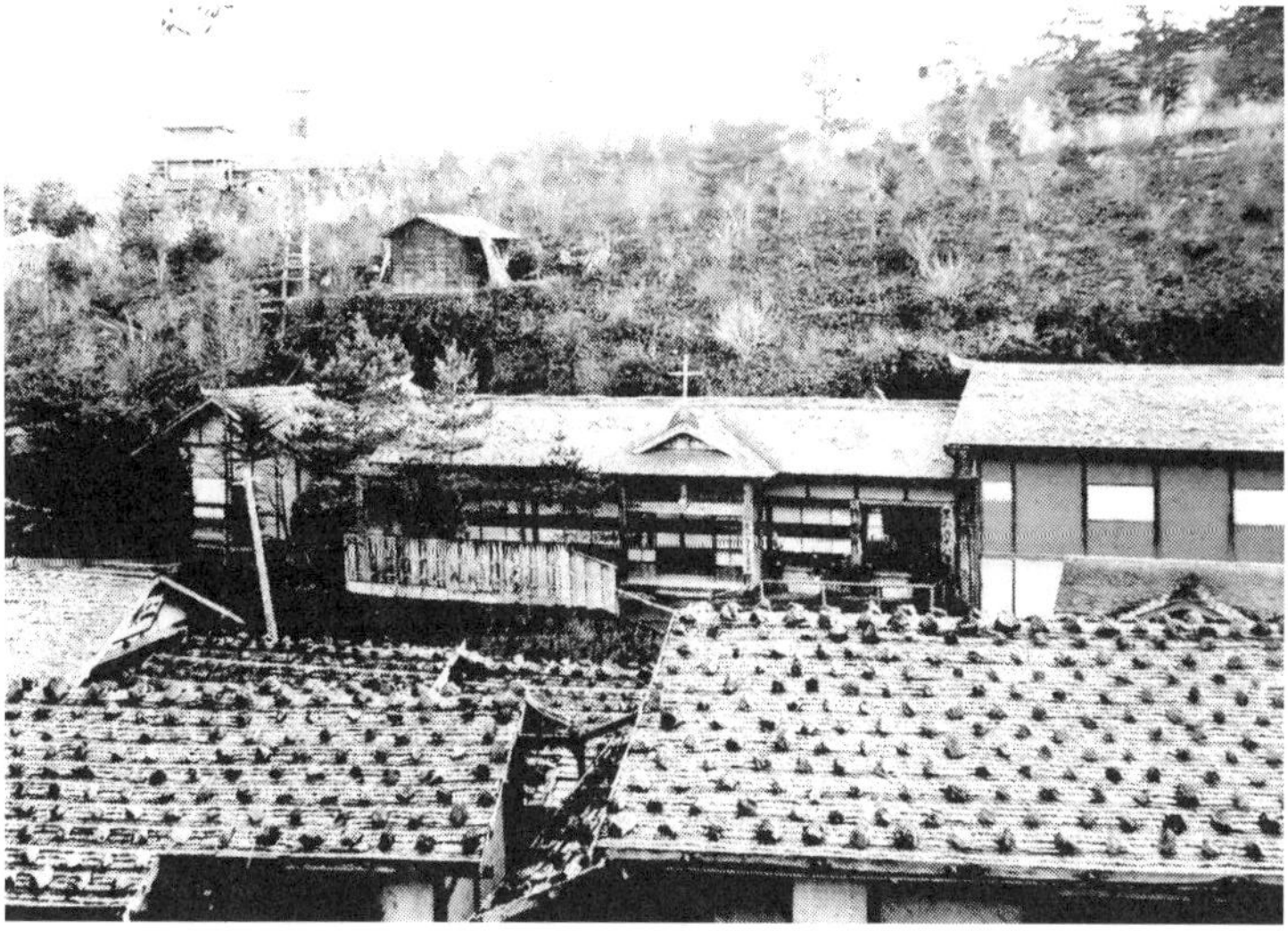

旧聖バルナバ教会（日本聖公会北関東教区所蔵）

桜戸さんによると、「聖慰メ館」は二階建てで一階二階ともに四部屋ずつあり、二階はケサ、チヨ、井上照子の居室、一階の東側の二室は診察室、もう二室は食堂応接室として使っていたという。そして桜戸さんは東側からケサ、チヨ、一部屋おいて井上照子の部屋であったと、言われた。ただし「四十年史」では三上チヨからの書信により一階二階ともに三室としている。

「聖バルナバ医院」という看板のある「聖慰メ館」の方は「壮健者」である草津上町や近隣の村の人々の診療所であり、湯之沢住の病者は隣接する教会の二室が診療場であった。この区別は最初からであったのかどうかは分からない。「四十年史」では「聖慰メ館」でもある「聖バルナバ医院」ができる前から診療をしていたとしているが、ケサは日記で《早く医局ができるように願って居る》と書いている。いつから分けたのかはわからないが、この区別はリーやケサたちからというよりも病者たちから出たものではないか。「聖慰メ館」の二階の階段を三段下りると教会に繋がっていた、というのが桜戸さんの記憶であった。

聖バルナバ医院、湯之沢での医療、について触れる前に、医療治療ではないが、リーの病者へ向かう姿勢を見逃してはなるまい。リーについて語る時、必ず触れずにはいられないことである。《死亡者ある時は、リー師自ら三上姉と共に、甲斐〳〵しく沐浴をなし》(「湯之沢に来て」)、《呼気を引取れば自らエプロン姿も甲斐々々しく病屍の湯灌《ゆかん》をなすのが通例であつた。これは湯之沢に来任以来続け実に三百以上の死屍を手づから取扱つて来た》(『生涯と偉業』)ということである。

死者をどのように弔うか、死者及び死とどのように向き合うか、宗教者の問われるところであるだろう。湯灌は、病院死が多数となる以前は、日本では宗教者の手を離れ、血縁者の中でも多く女性の手によって行われるようになっていた。湯灌は湯灌頂《かんじよう》であった。湯＝斎《ゆ(い)》、死者の罪穢を浄化する。血縁者から見放され、孤独の中で死を迎える者は、死しても孤独である。死者及び死を丁寧に扱うことは、生及び生者を丁寧に扱うことになる。全て生ける者は必ず死する者だからである。

湯之沢の死者とは限らない。村落共同体、血縁共同体から切れた者は、その点で湯之沢住民と同じ立場である。死しても孤独である。その中で死者への沐浴・湯灌をするということは、死者への尊厳を守ることになり、人間の、生ある人間の、尊厳を守ることになる。それは生きている人間にどのような感慨を与えたか、想像に難くない。湯之沢に生きた人々ばかりではなく、現在でもある感慨を与える。リーは観念ではなく、手ずからの行動で人間の尊厳を守った。これがリーの病者への根本姿勢であった。湯之沢では殊に、皮膚という表面に病痕はあり臭気も伴った。三上チヨもリーに従った。湯之沢という地域共同体の中に新たな血縁によらない共同体が出来つつあった。

聖バルナバ医院が開院した翌年から三年間のケサの日記はないため、湯之沢での最初の戸惑いや困難、また喜びなどは直接の文字や言葉によって知ることは出来ない。医師として自分の働くべきところで働き始め、それら聖バルナバ医院での働きが日常として定着した後のことを、我々は知るだけである。医療施設も出来、聖バルナバホームに代表される聖バルナバミッションは徐々に伸張してゆく。聖バルナバ医院が開院したこの年、既に述べたように聖バルナバ婦人会が出来、幼稚園も発足、『草津教友』も発刊、代禱会を組織、準ホームの「聖オーガスチンの家」も出来ていた。

組織された代禱会の第一回代禱の題は《第一北米印度人及ビエスキモー人ノタメニ》《第二ニハ欧州戦争ノタメニ》《第三代禱ハ愛ノ家庭ノタメ》（『教会史』）というものであった。遠く世界に視野を広げているのは、リーの下でであったからだろう。この代禱会はそのまま「聖バルナバギルド」に移行した。

最初の準ホームとなった「聖オーガスチンの家」は、病者の親が亡くなり幼い子供が残されたため、その子をリーが引き取り、その家を準ホームとしたのである。他にも家屋所有者が病気進行のためにリーに有償で家屋を引き渡しその保護を受けたり、死亡後に家屋をリーに寄贈したりして準ホームは出来ていった。『教会史』によれば準ホームとは《独身ホーム或ハ夫婦ホームニ入館スル事困難ナル者等ニシテ救助ヲ要スル者アリ。独立セル家屋中一定ノ食費ヲ給シテ、其好ム処ニ従ヒ家族的生活ヲナサシム》ものであり、バルナバホームは独身ホームが原則であって、その他に夫婦ホームも認めていたが、その範疇外の保護救助が必要な者のためのものであった。必要に応じてリーは柔軟に組織を広げていった。

聖バルナバギルドを組織した一九一八年（大正7）には女子ホームに続いて男子ホーム「同情の家」も作った。女子ホーム「愛の家庭」の東隣六畳を借り、それに当てたのである。

同年には湯之沢に共同墓地も整備された。火葬にせよ土葬にせよ、死亡者は上町の光泉寺扱いであり、火葬には上町の火葬場を使うので湯之沢住民にとっては不便であった。そこで《下ノ原通称吾妻公園下南方ニ亘ル原野五反歩ヲ払下ゲ、之ヲ当時役場ニ信用アリシ大谷派説教場主任ノ管理ニ属シテ下町一般共同墓地トナセリ》（『教会史』）。湯之沢に共同墓地を作ることは《多年の願望》（同前）であったということは、死して父祖の地に帰るのを望まなかったか、望めなかった、ということを意味する。湯之沢で生きそしてここで終わる覚悟であったのだろう。『風雪の紋』では《金を持たずに死んだ場合は光泉寺墓地にも入れず、とどのつまりは湯川のほとりや近くの山野に埋め捨てられた》としている。仏教の大谷派説教場に払い下げられた原野から《其境界トナルベキ土堤築造費ノ名目ヲ以テ金三百円ニテ最南端二畝歩ノ譲渡ヲ受ケ、此地ヲ教会墓地ト定メ》（『教会史』）て整備した。そして二年後には湯之沢に火葬場も造ったのであった。

この頃世界に目を広げれば、ロシア革命、第一次世界大戦の終結、日本もベルサイユ条約に調印、また国際連盟への加入。国内ではスペイン風邪（インフルエンザ）の流行、富山に発する米騒動、シベリア出兵。これらが日本の中の湯之沢に全く何の関係もない、ということではない。インフルエンザは湯之沢にも入ってくる。《大正七、八年ノ頃ハ上町ニ一人モ医ナク》（同前）ケサの医師としての仕事は過酷になってくる。草津でただ一人の医師となったのは第一次世界大戦で男性医師が軍関係のため草津を去ったからだと『生涯と偉業』『御座の湯口碑』は伝える。学校や芸妓の診察もあった。

もう一つ、一九一八年（大正7）から翌年にかけて、ケサにとって大きな出来事があった。水野仙子のペンネームを持つ妹テイが、結核の転地療養のために草津にやって来たことである。ケサ・チヨの住居であり、また聖バルナバ医院でもある聖慰め館の二階に病身を預けたのである。もちろんリーの許しを得て。水野仙子の妹テイは猫を抱き、ケサ、チヨ、ともう一人の女性と四人の映った草津での写真一葉を残し、翌年一九一九年（大正8）五月三十一日に亡くなった。亡くなった後の、デスマスクの写真も残された。妹テイの死についてケサの直接の文章は残されていないが、後に命日の五月三十一日の日記に《逝きし貞子をしのぶ》（大正10）、《つゝじの花、藤の花、ほとゝぎすのこゑ何時も同じ季節を想はしめる。川浪さんも今頃は往年を偲んで居られるだらふ》（大正12）と記している。川浪は川浪道三、妹テイの夫である。

『教会史』では《愛妹ノ死ニヨリテ愈々《いよいよ》人生ノ果敢ナキヲ悟リ、爾後決シテ明日ヲ願ハズ今宵殪《たお》ル、共神ノ前ニ義トセラレンコトヲ願ヒ過去ヲ忘レ目アテニ向ヒテ唯現在ニ最善ヲ尽サントノ信念ニ立チ戰場ニ赴ク決死ノ勇者ノ如ク、朝毎ニ新シキ使命ヲ感ジテ診察室ニ入ルヲ常トセリ》と、妹の死による影響を伝えている。

また『教会史』は、《大正九年頃ヨリ持病稍《やや》募リテ、小サキ労務ニモ呼吸促進シ心悸亢進ス。サレド片時モ診察中ノ病者を忘レズ。毎夜寝ル毎ニ自ラ提灯ト燐寸《マッチ》ト聴診器ヲ枕辺ニ備へ、厳冬刺膚ノ夜半ト雖《いえど》モ喜ンデ求メニ応ジ往診に行ク》とケサの様子を記す。傍からは聖バルナバ医院で医師

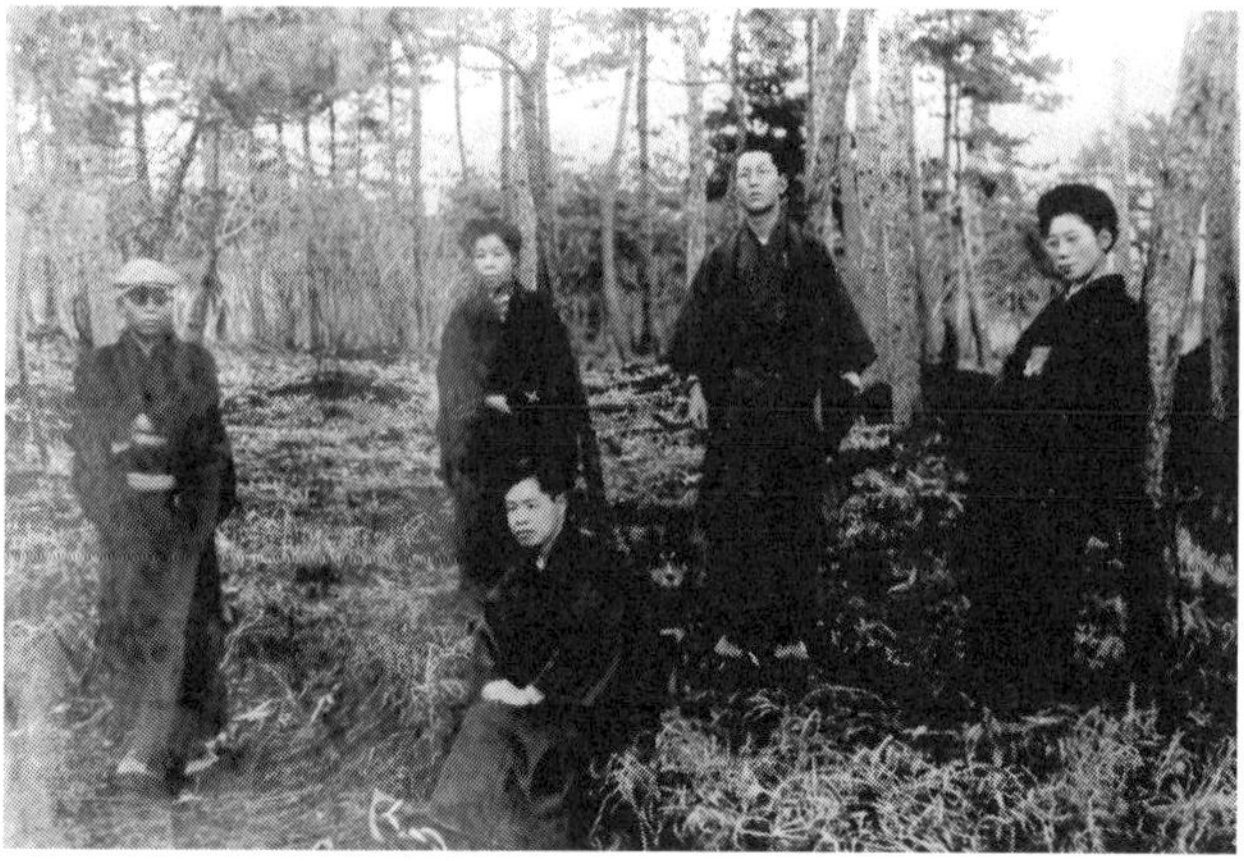

大正9年晩秋 三上チヨ（右端）と服部ケサ

として二、三年働くうちに持病が募ったと見えていた。『教会史』の外はほとんど触れていないのだが、一九二〇年（大正9）のこの年、湯之沢のキリスト教徒内にリバイバルが起こった。リバイバルとは熱狂的な集会と共に情緒的高揚を引き出し信仰復興を起こす運動と言われている。後年ホーリネス・リバイバルと言われるものの一環ということも出来る。きっかけは三上チヨである。

ケサの日記や手紙から推測すれば、ケサもチヨも年に一度は上京していた。ケサは日本女医会総会に合わせ、チヨは不明であるが、主に三月から四月にかけて上京している。リーも含め、三人が一緒に留守にしないように誰かを残し日程を調整していたことが窺える。この年もチヨは上京した。『教会史』では《偶々《たまたま》東都ニテ開カレタルリバイバル大会ニ出席シ》たとある。そして《何事モ単刀直入自ラノ所信ヲ行ハントスル三上女史》はリーとの間に意見の相異を見、それがチヨを悩み苦しませていた。その悩みをリバイバル大会に参加しその熱気を受けつつ《恩師秋山先生ニ総テヲ打明ケ》て指導を願った。その結果煩悶は悔改めから喜びに変わり、《草津の働キガ火焔ノ中ニ在ル共、主偕《とも》ニ存ス。今ハ何ヲカ懼《おそ》レント有難サニ唯嬉シク、涙ニ濡レ》る状態で帰草した。それが五月二十日。それから三週間、異常とも言える悔改めと熱禱の集会が続いたと『教会史』は伝える。リバイバルの熱気に包まれた聖バルナバ教会員たちは、宿沢薫が大正六年に起こした出来事によりキリスト教への不信を抱いた人々の信頼を、再び取り戻した。

ケサが《千代さんのお手紙によれば、草津では教会内に非常な動揺を来してリー姉御上京とか。宿沢兄が罪の生活を営んだことに基くのでリー姉の御失望は大層なものであるといふ》と大正六年七月三日の日記に書いたことである。さらに着草後の同年十一月二十日《朝、先生へ福場さんから電報が来ておとめさんの大事件を報じられた。取りあへず築地の山井さんに電報をかけて、田端へお遣しになった。先生の御心労を察する》《田畑からは入院させた安心せよとの電報があったか》という事件のことである。

宿沢の起こした事件とは、光塩会、ヨルダンホームを共に作った仲間の妻と出奔したことである。そして「おとめさんの大事件」とはおそらくその妻が自殺を図ったことである。「田畑からは入院させた安心せよとの電報があった」とあるが、その後のことは分からない。『教会史』では《幾何バクモナクオ〇メシ急死シ》とある。その結果宿沢は大島の安倍千太郎の許に送られて《痛哭ナル懺悔ノ生活ニ》入った。この事件のためか宿沢は病状を募らせ帰草を願い、ついにリーの許しを得た。ただし、聖バルナバ教会から離れた栗生の地に落ち着いた。出奔した翌年七月のことであり、後に聖バルナバホームの一つに入った。

これらのことを、リバイバルにより当事者が宿沢を許し、また対外的にキリスト教、聖バルナバ教会への信頼を取り戻した。だが聖公会・ハイチャーチの宣教師であるリーは、このリバイバルをどう見ていたかは分からない。結果は受け入れたのだろう。ケサもどう受け止めていたかは分からない。ともあれリバイバルにより聖バルナバ教会の信徒たちの結束は固くなり、意気も上がり、受洗者も前年が九人に対しこの年は四十八人（『生涯と偉業』）となった。信仰を土台とした共同体が湯之沢で機能していた。

この頃までには全国を五地区に分けた道府県立の療養所が出来ていた。前記の全生病院（第一区）をはじめ、北部保養院（第二区）、外島保養院（第三区）、大島療養所（第四区）、九州療養所（第五区）である。道府県立、つまり経費は道府県の負担ということである。内務省衛生局はこれら各療養所入所者に手記を求めてそれらをまとめた。『癩患者の告白』である。聖バルナバ医院が出来、服部ケサらが働き始めた頃の病者の状況は『癩患者の告白』に重なる。その中から草津の地名が出てくる一部を取り出してみる。

《其翌〔明治〕四十一年、私が廿《二十》七歳を迎へた四月頃、鼻を中心にして両頬まで、赤黒色に彩つた、額には大豆のような赤色したものが幾つも出たので、私は的切り梅毒にも犯された事と信じて、今度医者には掛らず、草津に出掛けたのであつた、そこで初めて癩病と云ふ事や、殆ど治癒の見込のない事やを聞かされたので、全く天地もひつかへる程魂消《たまげ》てしまつた。そして一度草津へ来た此病者は、再び世間へ出る事さへ六ヶ敷《むつかし》いと迄云はれた。私の失望はたとへるものもなかつた。尚且つ

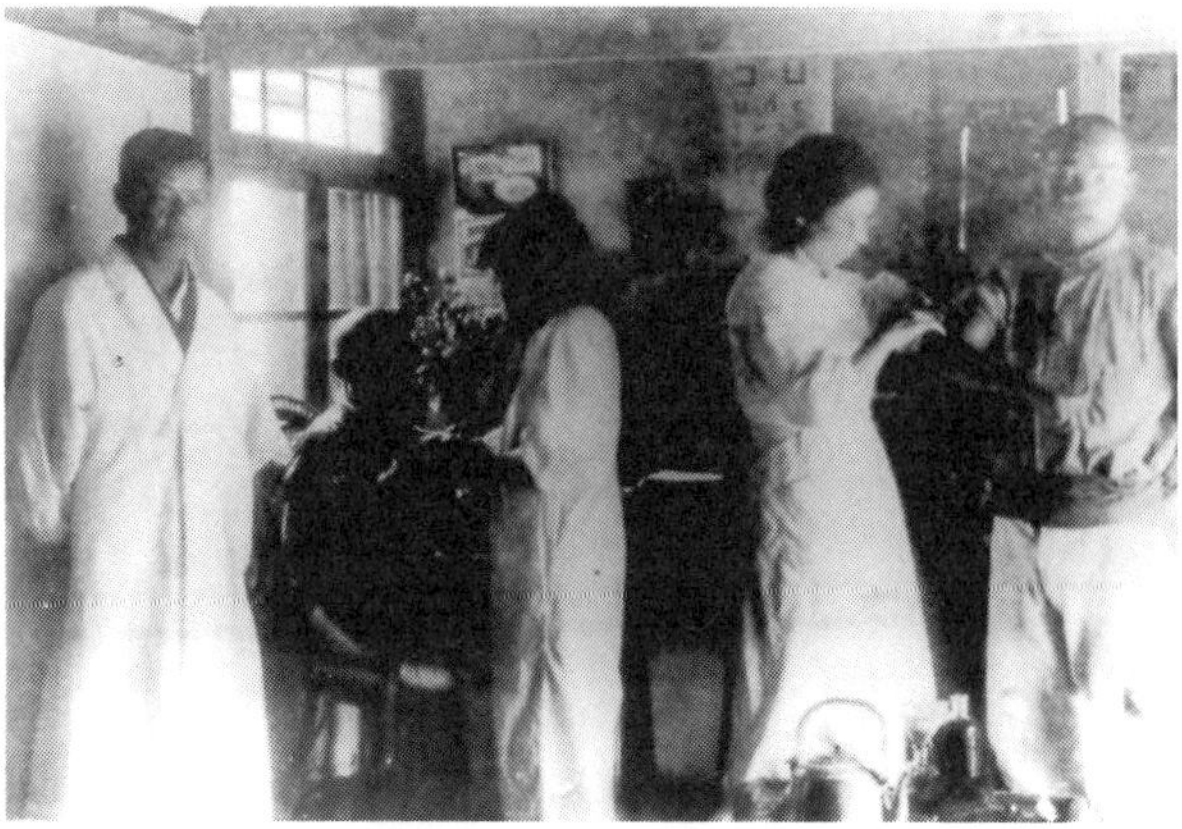

治療風景 聖バルナバ医院診察室
（日本聖公会北関東教区所蔵）

周囲の灸点治療の人々や、重病の人を見るにつけ、全く生きながら大地の底へひき入れられるような感じで、身の慄《おのの》きが止まらなかつた》。草津にはこのような病者がやって来て病む身と苦悩する心を持ちつつ日々を生きていた。この人々の中でケサは、自分の居るべき所でなすべき事をしている自覚と充実感とを持ち得たに違いない。生きることに真剣な人々の中にいた。大正十年（一九二一）の日記を辿ってみる。

一月一日は《暁方床に就き、薄暗き頃茂木氏に起こさる。となりの病人の事について島田氏が聞きに来られたるなり》とあるから、元日早々睡眠は十分に取れていない。それでも《午後六時半よりリー先生井上さんをお招き楽しき食卓を囲み共に祈り讃美す》と、信仰と医療中心の生活は続けられている。

一月三日（月）　暖　　往来　平山成信氏　柳田茶店　井上幸子　城薫子　小林
船尾　川浪千越　冨塚先生　石田　長汐

午後二時から平和館でクリスマス、五時半頃相すみ、夜聖マリヤ館で夕餉を大勢で頂く。おたかさん、菅野さん、お秋さん、おなみさん、其他二三人他からの来客もあった。お遊び会に移らうとする時に、松村屋から迎えに来て行く。陣痛微弱であったので、注射、間もなく男児安産、帰途マリヤ館に寄り皆さんと面白く楽しく遊ぶ。

一月五日（水）　晴　　書信　静夫　前場　とく子　佐藤　川浪の兄君　山本実

中川景輝

朝長野館女中に往診　ついでにお客を診察　加藤さんへ往診、血管　大津の病人にかごで往診、注射、帰途胴口のお高さんに寄って診察　廿九日に酒に酔って崖から落ちて腰肘を打撲したもの。寒い夜帰院。柳川兄来、私の無事に帰るやうに祈って下され、其祈が終った処と云ふ。越後屋往診、酒の呑み過ぎ。

一月七日（金）　晴　暖　　書信　節姉　元雄　武島　基督会々計　石囲　寿子

和泉橋病院□野　□□□□　猿沢父　林□子　三浦

朝外来中、大津から再び迎えに来る。かごにて往診、注射二本、夕刻帰院、疲労、柳川兄のお国からおいしいみかんを沢山頂く。夜菅野兄と会計、一ヶ年計算先づ今年度（九年度）も御祝福の中に守られた事を感謝。

一月十六日（日）　晴　暖　　落穂着

朝和光原の山内イワさんへかごで往診、例の心臓疾患にヒステリー。夜に入りて帰る。山道雪あかり月あかり星あかりにてらされて沈思する事が深かった。高石橋川兄と話し祈って別れたのは三時過ぎか。床に入って間もなく橋川兄来。高石兄は雑談中の戸籍の事に就て、今迄で人をいつはって居た状態であった事を悔改めたと云って来られた。後間もなくお二人で来、祈って別れる。

一月十七日（月）　晴　　中川姉より書留

暖い。リー先生品木の方面へ伝導に。先生から八ツ頭芋を頂戴。昨日ほしいと云って居たものであった。感謝。加藤さんは血管、歯治療を受く。午後僅かに眠る。夜祈禱会　高石兄昨夜の事を人々の前に云ひ現はされた。其へりくだりには感じ入るの外はない。主よ此兄弟をいつくしみ給へ。乍然《さりながら》人々の前に迄で云はずともとおもふ。兄弟から山形名産やたら漬を頂く。これは昨日千代さんと話し合って居たものである。御恵みを感謝。

一月二十一日（金）　晴　暖　夜小雪

氷も張らず、加藤さんへ往血管、水野さんからお赤飯頂く。水道の水が午後になって濁って一種の臭気がある。一ヶ月程前からであったが、此頃一層ひどい。若《も》しや下水と混合するのではないか。又は温泉が一定時間にどうにかして混合するのではないか。午後六時からリー先生御宅で役員会、木曜の伝導会を止め、家庭集会が、月木とあり　上町の日曜の夜の集りと四ツの集会に各人が別れてなさる事となった。帰途橋川さんの処に寄り、林兄、菅の兄と語る。太子に咲いた白梅を山中さんから。

二月八日（火）

昨夜十一時過ぎ富永さんがお産気付き行く。近道の墓地をぬけたら雪で困って引き返して行く。陣痛ははか〲しくなく四時頃になって男児分娩頸囲《くびまわり》に臍帯《さいたい》を纏絡《てんらく》せるもの。寒い〱星の夜道を帰って、再《ま》た出直して新川の湯にゆく。朝の家拝には出ず。京塚から小児の患者来。篠田さんのお内儀《かみ》さん御病死。午後五時に葬式執行。リー先生達、千代さんは雪の中墓地まで。駒林さん往診。岡本、青山さん血管。

二月十六日（水）　晴　暖　聖書研究着

外来中　大桑の方面から難産で手が出たものだが、来て呉れるかとの電話を、みどりやの御内儀が取り次いで来る。仕度くしてかごで行く。二月号の聖書研究を読み、又は雪景色になぐさめられてゆく。産婦の上が気にかゝり、全く己を低くして主の御あはれみを乞ふた。一昨日から産気づいて、作朝片足が出たと云ふもの、六回目の産、祈り乍ら注射して衰弱を防ぎながら、種々の方法を認み、五時間許りかゝってやっと分娩せしめた。感謝、産婦は今の処異常なし、十一時過ぎかごで帰路に向ひ雪の夜道を暁方帰着、調剤。

二月十九日（土）　晴

朝から、仕事師達が来て水道を修繕して呉れた。随分ひどくなって居た。此後此様な事がないやうに祈る。青竹の新しい筧《かけい》から落ちて来る水はすがすがしい。東雲館客新来。草津館秀雄さん来診。夜馬太伝講義、つゞいて盛会、恵まる。袋に、紐を附けて十二時過ぎ臥床。

二月二十六日（土）　安倍兄　川浪氏ハガキ出す　佐野兄、大原氏

診察場を今日も休む。臥床、心悸亢進、一人妊婦来診（六月予定）　高石兄達にたのまれ、シチウ会を開く事とした。夕餉は高石、橋川、岡本、菅の兄達と次郎さんと大勢で頂く。夜聖書講義、其後お茶をのむ。白あんのお汁粉。

二月二十八日（月）　晴　日本ノ医界

氷もとけた。芸妓診、血管注射等今日は診察場で行ふ。昨日の産婦、出血もなき由、安心。聖ルカからの□物十五箇の荷物運賃八十幾円で大いに驚く。会計の始末　日本の医界に石田氏が此部落の開放に就て投書。

三月四日（金）

外来。新田の妊婦に往診。固定してるが、陣痛微弱、夕方を約して帰宅。後再び迎えを受けて

ゆく。千代さんは不快とて行かず。十時過ぎまで方法を取っても陣痛微弱、外子宮　開かず。一応帰宅。千代さんはマリヤ館にて留守。一処に器械をもって行く。祈りつゝ種々の方法を講じ暁方男児分娩、皆してよろこぶ、主に感謝。三時頃帰ってマリヤ館に入浴。

三月六日（金）　晴

朝、紀之国やへ往診。ついでに産婦を見舞ふ。僅かに熱あれど慨してよし。乳汁分泌多量。和光原より薬取りに。小竹診。長谷さんお高さんの薬取りに。冨永よりお赤飯頂く。輔夫と命名の由。石岡、本橋氏にお茶を上げる。夜、リー先生説教。

三月七日（月）　吹雪　　次郎さんから着状　米子さんからお礼状

また冬らしい天候となって、氷が張った。石岡さん今日から診察場を助ける。□を受けた人だから一層有難い。どうか鼻から役立つ者に仕上げたい。本間ふくさんも近日分娩の筈、安産を祈る。午後山中氏来、現在御住居の「満足の家」の隣りの地所に布施さんが家屋を建てなさるに就て其地所を広げるために満足を横に移転せしめなければならないやうなお話、お気の毒と思ふ。夜家庭集会、加藤氏の宅に、千代さんの説教の筈。

三月二十日（日）　雨

朝、礼拝に出ず。患者来。小倉の病人の薬取り。大沢からの女の病人来診。リー先生が心臓が少しお悪いとて打診。日頃のお疲れとおもふ。井口さんへ往診注射、妻君の話に少し快方に見えると云ふ、共によろこぶ、感謝、尿量の相次で多くなるやうに祈る。中川さん僅によろし、注射。歯をセメンで堅く付ける。今度はよささう。夜、井上さん説教、千代さんは平和館に説教。

三月二十四日から四月二十一日まで、上京していたらしく日記はその間空白である。ケサと交代するように、三上チヨは四月二十五日から五月十六日まで上京していた。

四月二十二日（金）　晴　暖

午後入坂を通って勝田さんの前に下り下間に行く。菫《すみれ》の花咲く。ステパノ館は味噌たきの最中。千代さんの話、讃美歌、祈禱、夕方帰宅。

四月三十日（土）　晴　着千代子ハガキ　発千代子　光田先生　千代子　石黒

沼尾からの薬取りに起きる。朝血管注射多数。其他出張、エミさん注射、今日は悲観的であった。自分を他の人が臭い〳〵と云ふとて、気の毒な方、快くされて御帰りになるのを望む。駒林さん往診注射、宮崎さん小児来診、御自分も妊娠の診察。夜、森井さんから明日ヤトユに往診して呉れと。浜名館、梅村さんへ夜中往診注射。

五月三日　（火）　晴　　千代子着状　希望

晴天がつゞく、空が美しい、エミさん血管及皮下注射。幼稚園始業。総ての用事を片づけ午後エミさんを訪問。レースを少々編む。三ツ風呂に散歩、保母さん田中さんおかみさんと。桃は盛り、梨花はまだ蕾《つぼみ》が固い。菫をつんで戻る。夕方お高さん、七星お客佐伯さんにお茶菓子と名刺をおことづけする。夜ひとりあみもの。レースのバラの花。

五月十一日（水）　雨

何となく不快、雨天つゞきの為めか。仕事に張力が出ない。持病のある人が此頃は不快を訴へて来るのも当然とおもふ。駒林さん、エミさん、同上。外来数多血管。午後お菊さん往診、相馬さんのお室でお茶を頂いて居る時、下間勝田さんのおときさんのために小堀が迎えに来た（四時半頃）直ぐ行く。喉頭狭窄の感、気の毒な病気である。注射三、隣りの息子が薬取りについて来て呉れた、緋桃の枝をかついで。ステパノ館に一寸《ちよつと》寄り羽石さんを診る。日の暮れ〳〵に帰宅。黒岩武平さん来、マリヤ館に案内。お高さん来、十時頃日畑さんへ往診注射二。

五月二十二日（日）　曇　光田先生より小包御礼状を出す

横浜屋のお内儀さん来診妊娠五ヶ月、流産の徴。早天祈禱会、朝、説教リー先生、午後ぬひもの。梅村さん往診注射、税関に書面、無事免税を願ふ。夜、千代さん説教、エミさんから山吹の花を頂く。光田先生から香気の高い新茶を頂く。マリヤ館、山中さんにお裾わけ。

五月二十三日(月)　曇　夕雨　書信　安倍姉より

七星館客来診。星野ほうさん来診。単衣《ひとえ》やう〳〵ぬひ上ぐ。夜、三人の兄弟達来、岡本さんの霊の状態に就いて語り祈る。安倍さんは近来、口唇、手指の不自由甚しき由、殊にお気の毒、神の御旨は何処にあるのであらう。明星団にとっても大きな打撃と思はれる。

五月三十一日(火)　雨

角や客往診。リー先生は朝千代さんに「染」の話をするな、と。あみもの、エミさんの処にお茶に。夜、三人兄弟達来談。逝きし貞子をしのぶ。

六月四日(土)　晴

上町妊婦二名来診、久須美さん来診、草津館力男さんへ往診。わらびとり。昨夜の霜で大分痛められたが、明日をたのめられぬものとおもふ。しかし、恵は豊かに、沢山の佳いものが奥の方にあった。夜大阪屋の客の少女に往診、遠州屋客に往診、上町求道者五名来宅。千代さんの話を聞き、讃美し祈って別れた。

六月六日(月)　曇

編み物出来上がる。午後五時頃羽石兄の葬式、ステパノ館兄弟達にかつがる。墓地まで多くの人見送る。ほととぎす鳴く。感謝と讃美の昇天であった。飯塚氏から会葬者にお菓子を下すった。

六月十日（金）　曇天　夕雨

草津館御客新来。芸妓診察に上町迄で、なか〳〵手間どる。一時頃帰宅。帰り途寺島さん妻君、小児診察、午後四時迄で。山中さんお宅で菅野さんと三人でお茶頂く。マリヤ館味噌つきの手伝ひに行ったらもう終った処、例の処にわらびとりに行く。夜、リー先生宅に集宅。帰ってから三人の兄弟管の兄と夕食を頂く。高石兄の別れの御馳走。

六月十九日（日）　曇　雨

早天祈禱会、マリヤ館に入浴。患者の来院のために帰ってからひまなし人が来る。春日さん往診、危篤の状、本人は洗礼を望み友人達が山中兄にお願ひした。朝の礼拝中、一層危篤となった。再三注射、山中兄に願ったが間に合はず十一時頃永眠。上町、たたみ屋の娘、分娩、割合に軽く仕合せであった。帰りにおたかさんを診察、中村屋に往診、帰院すれば新患、診療場の隣りで城所さん本間さん達とお茶を頂く。

六月二十日（月）　晴

外来中千葉さん急に喉頭狭窄を訴へて迎えに来る。非常なくるしみ、注射吸入。上町部長の宅まで芸妓診。帰途□□楼妻君を診、安倍さんに往診注射、春日さんの引取り方は警察署に依頼したらしい。勝田妻君不良を訴へて来る。四時か五時迄でにと返事して使を帰し、千葉さんに再度往診、同一のくるしみ、勝田さんからの使、高須さんが折り返して来た。直ぐゆく、衰弱。五時すぎ帰宅。上町中畑さん往診、おきくさんいよ〳〵衰弱。

六月二十二日（水）　晴

暁方おきくさん永眠の由。東雲館客新来。千葉さん僅かに快方、午後四時半おときさん葬式、式はステパノ館で行ひ、土葬。井上氏二番の軽便、歩いて御帰草に、清水焼のふた付き湯呑を頂く。おきくさんのお通夜にゆくひまなし。

六月二十六日（日）　曇　雨

早祈、マリヤ館に入浴。梅村さんに往診注射、朝の礼拝中、桐山、佐久長の病人に往診、桐山さんは増す〳〵衰弱、注射、浣腸。フランリさんは疼痛なし、中村屋に往診、おたかさん薬取りに、余程軽快。夕方、千代さんと裏通りして西の河原に散歩。午後三時杉山さんとう〳〵死去。和田大工に往診、疼痛発熱注射二。上町の集会には千代さんの説教。

六月二十九日（水）　雨　曇

寿チャンから桜桃一箱到来。和田大工ます〳〵衰弱、注射。安倍兄をマリヤ館におとめする事をリー先生おゆるしなすった。しかし、先生のお客として、皆々感謝。青木よしさん、午時六時頃鉗子をかける。なか／＼困難、祈りながら行ふ。大きな男の子生まれる。しかも生きて居る。感謝。

七月八日（土）　雨　夕晴

品木に往診、かなり暑かった、山口とらと云ふ老人。栗生の家を買ふと云ふ相談、菅野宿沢を煩す。午後四時頃から下間に雨にぬれて行く。A兄に話し勝兄に話す。共に道の開けてゆく事を覚え感謝。夕餉を頂いて帰途に就く。水車の処で高石兄に逢ふ。途中に飛鳥、橋川兄来りて迎えらる。道々話して感謝。岡本兄も呼びてお茶を上げ共々よろこぶ。

七月十四日（木）

湯本福次郎さんへ往診、不良、消化不良症だから重態におもふ。一田屋君江さん来診、咳嗽《がいそう》、下痢。光野さん女中、誤ってかどうか留守中にモヒ注射して半日の間に死亡。夜教会では信徒大会、会堂建設のために資金を募集する方法に就て相談があった。私は出席しなかった。

七月十七日に「A兄姉等は昨日栗生に御移転の由」という一行のみが書かれており、それを最後にケサは日記を書かなかった。A兄とは安倍千太郎、安倍兄姉の移転先はケサとチヨが購入して提供した一軒の家である。出資者の名によりそれは「服部館」と呼ばれ、後に鈴蘭園を経て楽泉園に移築された。現在も「最上舎」として使用されている。

日記に記されている旅館や商店の数は多い。つるや、長野館、越後屋、山本館、草津館、遠州屋、中村屋、風味堂、東雲館、紀之国屋、一田屋、伊東屋、浜名館、武蔵屋、日新館、田中屋、角屋、山口屋、小林屋、千葉屋、桐山旅館、七星館、横浜屋、大阪屋、二葉館、吉田屋、遠野屋、涼風館、山本旅館、大東館、殖能舎、大丸屋、星の床や、たからや、太平館、松木屋、十二屋、奈良屋、大津屋、上村屋、望雲館、上州屋、音羽屋、若松屋……と六十を超える。上町も少し含まれているかも知れないが、大部分は下町湯之沢のものである。病身を養うために湯之沢に来、生き続けるために仕事をする。旅館を経営する者、そこで働く者、床屋、大工、青竹の水道管を取り替える仕事師、などの職人もおり、湯之沢は療養の地であり、また生業を持ち生産する地であり、家庭生活の営まれる地でもあった。子供が誕生すれば枕引きのお赤飯が届き、開業一周年を祝う品が届く。すべてハンセン病を病む者の湯之沢であった。ケサは患者の一人から歯の治療を受けているし、医療を行う者もある。病は職業を選ばない。上町や診療所で芸妓診察を行う。近在の村に駕籠で往診する。多くは難産の妊婦である。

ロシア革命の影響なのかロシア人の診察もする。《露国人が桐山旅館で死《な》くなって葬式を教会で営むと云ふ》（大正10・5・13）《桐山方フランリさん「露国人」に往診、胃腸カタル、特に盲腸部疼痛》（同6・25）とある。そしてケサはリーの診察もする。リデルが日本人医師の診察は全く受けなかったということを思い起させる。リーがケサの診察を受けたのは日本人医師でも同性であったからなのかどうか。

喉頭狭窄で非常に苦しむ病者がいる。この当時の湯之沢では後の国公立療養所で行った気管切開は行っておらず、窒息死の危険がある。重くなったハンセン病である。『鈴蘭村』に、生命の危機があるので忙しいケサに代わって、チヨが足の切断をしたという記述がある。しかしケサの日記からは手足の切断をしたということは読み取れない。手術という言葉は《上滝兄手術》(同1・31)という一回のみである。しかもこれはケサが短時間でしたのであって、チヨがしたわけではない。足の切断とは読み取れない。

見送る人が多い《感謝と讃美の昇天》がある一方、洗礼が間に合わず引き取り手がなく行路病死者として警察署に依頼される人もある。《モヒを注射して半日の間に死亡した》女中をケサは《誤ってかどうか》と疑っている。自殺かも知れない、と。『教会史』の《大正十年夏、飛○重○兄ヲ夜半往診サレシ時ノ如キハ、顔面蒼白心悸躍動スルヲ強《し》ヒテ赴キ、途中ニ倒ルヽ事三度ニ及ブ。而《しか》モ床中ニ呻吟輾転スル病者ヲ思フテハ、自ラ顧ミルノ暇ナク遂ニソノ宅ニ至リ何事モアラザリシ如ク装ヒテ患者ヲ慰メ良キ手当ヲ施シテ、亦喘ギツ、院ニ帰レリトゾ》という出来事のケサ自身の日記はない。

ケサは暇があれば絶えず手を動かし縫物をしている。《千代さんの銘仙の袷布》(同1・2)《染絣を短い袖に裁って縫ふ》(同1・22)《綿入をとく》(同1・27)《古甲斐絹の裏を染める》(同1・28)《洋服のかりぬひ》(同2・11)《古い半コートを解く》(同2・14)《羽生絹で小袋をぬふ》(同2・17)《座布団に綿を入れる》(同2・20)《炬燵の下がけを古い切れを集めてぬふ》(同2・22)《野ばらのレースをあみ上ぐ》（同5・10）《袴の裾直し》（同5・12）《単衣やう〳〵ぬひ上ぐ》（同5・23）《レースを編む》（同5・24）《スエーター編み初む》（同5・27）《編み物出来上る》（同6・6）《千代さんの単衣ぬひ上る》（同6・17）《長々かゝってメレンス単衣ぬひ上ぐ》（同7・11）。このように生涯を通してケサは手を休めることはなかった。

この頃のことでもあるのか、何時なのかは不明だが、服部ケサの姿を伝える文章がある。

仁道さんは語る「私が湯之沢に出た時は、結核と心臓病にかゝり、それに大楓子丸のめちゃな内服で、すっかり胃をそこない其の上熱瘤を出していました。それで服部先生に治療を頼みましたところ、先生は現在らいを治す薬は世界中どこにもない、それが出来れば光田先生から私にも連絡があるはずだ。また結核に対する特効薬もない。心臓病については自分もわずらっているが、決して治る病気ではない。だからこれらの病気については治そうとは思うな、あきらめなさい、またこれを悲しんで死のうと思っても中々死ねるものではない、死ぬこともあきらめなさい。治療につかうお金があれば若鳥の肉を少しづゝ食べなさい。心臓の苦しい時は一時おさえの薬はあるからそれを用いてあげよう。大楓子油も熱の出ない程度に用いる方がよい、酒タバコ菓子は一切あきらめてやめなさい、と云う意味のことを云われました。先生の言を実行したら半年後には熱も出ず楽になり、大楓子油の注射をつづけられる程体の調子はよくなり、やがて結節も吸収して風邪も引かなくなりました。また或る時先生は私に「何かよい事が出来ないか、例えば盲人が道に迷っている時道を教えてやることだってよい、たゞし報酬を目的としてはならない。それに対して一回のお茶、一本のタバコももらってはならない、そのかわり神が報いをしてくれるであろう」と云われた。それからしばらくして病院にかよって来る患者で、足関節が悪く歩くのに難儀をしている女性がいた。先生は私に「この人をおぶって家までつれてかえってあげなさい」と云った。私は若くて恥かしかったがその人の家までおぶっていってやった。その人はたゝみに頭をすりつけて感謝してくれた。私ははじめてこれが先生の云う良い事かと知り、その後心がけて良い事をするようにした。体は益々よくなりました」

（小林茂信「服部けさ子伝」『高原』二七四号）

七月十七日を最後にケサはこの年、日記を書かなかった。いや、書けなかった。心に大きな衝撃を受けたからである。年末になってケサは気を取り直すようにやっと書いた。

十二月二十九日（木）

我始ての経験なり　彼の人より文をもらひぬ　最後の文なり　彼の人婚約せり　我とは文の上での友情であった　が　彼の人に我は何をおくらむ　いな　このまま無音にすべきか？

我悩みぬ　彼の太陽のごとく明るき人のおもかげ　我は忘れなむ

いつまでもむねにしまひ　さらば妹よ　なつかしの人よ　〔「妹よ」に二重打ち消し線〕

十二月三十日　（金）

我今日は忙しき日を過せり　過去に行った事　空し　□□　我しのびなん
しかし結局は無にすぎない　生活にすぎず　我来年に期待してよいのか
どのような希望　嬉がまっているのか　我望む日の光を

鉛筆書きで筆圧が強く、紙は触るとかすかに凹凸がある。相手の名前らしい文字が十二月の八日と九日にうっすらと鉛筆で書いた跡がある。この心の奥底のことは三上チヨにはもちろんケサ自身にも秘密なことだったのだろう。住所録にも書信の発着の記録にもそれらしい人の記録は見当たらない。「文の上」での交流があったのにもかかわらず、大切なことは日記にも打ち明けなかった。大切なものを失った後、望むのは「日の光」だけであった。『教会史』で妹ティの死の影響として《過去ヲ忘レ目アテニ向ヒテ唯現在ニ最善ヲ尽サン》というケサの姿勢を上げているが、この出来事はさらに拍車をかけただろう。

前述のように服部ケサの日記として遺族のもとに残されたものの一つに大正十一年（一九二二）のものがある。筆者が『高原』誌上（355〜367号）に「服部ケサ日記」として連載した時には疑いもなく、服部ケサの日記とした。だが詳しく見ていくと資料間で矛盾する部分が出てきた。

『日本女医会雑誌』十八号（大正11・6・25）によれば「大日本医学会総会」が四月初旬京都で開かれ、それに合わせて「関西女医会総会」も同地で開かれ、出席者名に「服部けさ子」の名が載っている。連続して東京で「日本女医会第四回総会」が四月十五日に開かれている。その際《草津バルナバ病院の服部けさ子氏、紺の清楚なる洋服にて謙遜なる態度を以て》草津での現状を語ったという記事がある。さらに《大正十一年（一九二二）四月十六日（日）服部けさ子氏（女子医専卒・草津癩病院長）草津より京都における医会に出でての、帰途なりとて午前の礼拝に出席し三時頃、小林妙子（同窓生）と共に来る。小林は帰る。色々草津のことを話す。夕方祈りて別る》（『キリストの新精神』）と、ケサの宗教上の師富永徳磨の日記に記されている。しかし大正十一年の日記はその間ケサは在草津で、上京は三月六日から三月二十九日までである。資料二つが間違っているとは思えない。

結論は、大正十一年の日記はケサのものではなく、三上チヨの日記だろう。日記に頻繁に出てくる略称「H」は、三月三十日から四月十八日まで交替するように上京している。「H」は服部の頭文字。それに五月八日《夜八時より、来草満五ヶ月の記念感謝会を開く（二階にて）》とある。五月八日に来草したのは三上チヨである。ケサは縫物編物をしたことを細かく書いているが、この日記にはなく、説教の記録が多い。ケサとチヨとは全く同じ市販の日記帳を使っていたらしい。ケサの日記に《□□屋より日誌二冊御年暮として来る》（大正12・12・28）という記述がある。ケサの死後、何らかの行き違いでチヨの日記がケサの遺品として遺族の手に渡ったのだろう。日記の中で《服部姉》と自分のことにしては妙に突き放した表現もあり、前年の心の痛手からの表現とも受け取れるが、チヨの日記とすれば合点がいく。ケサは《リー先生》と書いているが、この日記は《リー師》という表現がほとんどである。期せずして三上チヨの日記が残されたことになる。

「H」と書かれた服部ケサの動きと、死にゆく人々の様を主に、チヨの日記から抜き出してみる。

ケサが「湯之沢に来て」の中で《徹底的信仰を得たる病者は、例へば喉頭挟窄症状の如き苦しき臨終の際にも、神と人とに感謝し、天国の幸ひに入る事をひたすらに、悦んで全能者の前に絶対的服従をなし、やがて主再び来り給ふの日に、この身体の全く栄光の身体に化せらるゝを待ち望んで、嗄《しやが》れた声を張り上げて讃美、感謝をなします。信仰の友は交る〳〵讃美歌を唄ひ、或は祈禱をなして、最後の苦みに対しての忍耐を助けるのであります》というその日常である。次は三上チヨの日記である。

一月九日（月）　雪

飯山のお産、私は風邪の為H一人で行く。再び難産にて足と頭部と出《い》でし由なれ共虚弱さうな赤ン坊が辛じて呼吸するほどの状態にて生れし由　八時半頃帰宅　早々一田屋の子供熱発して往診に行かる。雪の降るのにお気の毒なり　熱が少く出で悪寒すれば八時半頃より床につく。明日は在に行く予定なれば癒されん事を祈りつつ。

一月二十五日（水）

小松屋の主人重病　石田医師Hと対診、角屋の女主人容態悪しく屢々往診せしも遂に午後二時半永眠す。ㇼ師は下間に行かれたり　金子きみ姉入棺に行く、その後島田兄及一家の者と共に祈禱をなす。山崎氏未だ帰草せざれば　その上葬式の日取り定む事とせり

一月三十日（月）

午後天野中村兄訪問　Hの診察のお伴をして……　夜書信を認《したた》む　家の会計をすます　菅野兄に廿円返す

二月二十日(月)　晴

朝、家拝の時仲さんが海老原兄の臨終を知らせに来た。間もなく永眠。それより三時間ほどへて本橋兄も永眠、二人は祈りの友なりといふ。下間より板屋、宿沢兄など見ゆ。伊藤嬰児入浴。臍部余り良好とは云へず。リ師と共に海老原、本橋兄の入棺をなす。棺前祈禱会施行

二月二十一日(火)

流感が非常に猛威をきわめ各家庭臥床の人を見ざるはなしといふ有様。Hはなか〳〵いそがしく廻って居る。リ師は広瀬氏訪問に出かけらる。海老原さんの母親、伯父上御来草。婦人会はドルカス会の初会である。ハンカチーフのヘムステチを教へる。目の悪い人達はリ先生から歌を教はったり稲垣さんからフロレンス・ナイチンゲール嬢の伝記をよんで貰った。夜涼風館の母子流感でたふれた　お客様も犯された。

二月二十二日(水)

朝より往診に多忙　患者ます〳〵増加のかたむきあり　海老原母上伯父上御挨拶に見ゆ　午後四時よりお葬式　あやに〳〵霧雨ふり出でたり　本橋氏親類のお方見えず　午後六時半より上

町宝屋にて団造兄の記念会を催す　聖ピリポ館にて感謝会あり

二月二十三日（木）

相かわらず新患者増加するのみ　自分も八度以上の発熱ありて気分甚だ勝れざれ共我慢して起きて居る　午後五時過ぎ田久兄安らかに天に召さる　近親知己教役者等に囲まれ讃美歌祈禱裡にねむる幸福なり

三上チョは三月六日に上京し三月二十九日に帰草。その間聖書学院に行き明星団の問題について中田重治と談ずるも結論は出ずに終わる。全生病院を訪問したり伊豆へも行く。チヨと交代にケサは三月三十日《午前五時半起床六時半に出発》（「チョ日記」大正11・3・30）した。ケサは京都へ向かったのである。大日本医学会総会と関西女医会総会に出席するためである。関西女医会総会出席者は二十六名、その中に「服部けさ子（群馬県）」の名があるのは前述のとおりである。ケサはその後東京での日本女医会第四回総会に出席した。四月十五日のことである。出席者七十名。服部ケサはこの席上で幹事に求められ現在の仕事について話す。

《私は草津の地の一隅癩患者が四百人程度居る小部落で彼等の友として暮らして居る者でございます。（中略）此部落は総《す》べて患者でありますから殆んど病室の必要なく外来が主であります。然《しか》し乍《なが》ら生活に困る者五十名許《ばか》り、男女を別にして収容して居ります。其費用は此婦人〔リー〕の金の利子の外同情者の寄附に因《よ》りて弁じて居ります。（中略）何うしても本病に向っては自由隔離による外はありません。即ち患者を皆病院に収容する如き束縛を加へずに一定の場処に部落を造らしめて自由の生活を与へ其土地丈《だ》けに隔離するのが最善の策であります。而《そ》して医学の素養あるものが家庭的に適当の処置を施すのが最も必要であると思ひます》（『日本女医会雑誌』十八号）。

その後日本女医会幹事の《再三の懇請により》「人その友の為に生命を捨つる　これより大なる愛はなし」の副題のついた「湯之沢に来て」（同十九号）を同誌に寄せたのである。『日本女医会雑誌』は《人々の忌み嫌ふ癩患者の為に身を捧げられた服部けさ子女史のある事は我が女医界の誇りであります》（同前）と評価している。この姿勢が服部ケサ亡き後の三上チヨの後援となる。力を正当に評価されないところを掻い潜ってきた「女医」たちは相互扶助の精神ばかりではなく、医療の真に必要なところに目を向ける社会性をも持っていた。

帰草したケサとチヨは医療と信仰との元の日常に戻る。チヨの日記をもう少し辿ってみると、病者それぞれの死がある。《田辺兄危篤の状態に陥る　H往診　夜半も一度往診望みなし》（同6・21）、《田辺兄午前四時永眠せらる　午後九時小沢兄勝利永眠》（同6・22）、《午後三時半田辺兄のお葬式半ば教会にて半ば墓地にて施行す》（同6・23）、《午後四時小沢勝男兄のお葬式　御父上は式半ばに駆けつく　先づ々々間に合って幸であった　流石に最後の告別の有様は涙無しには見られなかった》（同6・24）

この年リーは新教会堂建設資金を募るため米英訪問の旅に出る。八月十九日《今日正午リー先生横浜港御出帆一路平安ならん事を》（「チヨ日記」）とある。次の日の二十日には「聖慰メ館」に内湯が出来上がる。チヨは《夜新しい湯にカーテンを引いて浴《よくす》る　まだ窓が出来て来ないので　兎《と》に角《かく》心地のいい事限《かぎり》なしむやみに有難い気持ちがする》（同8・20）と書く。十月十五日には収穫感謝祭である大根祭が年中行事として行われる。十七日には内湯に続いて「聖慰メ館」の下水工事をする。

十二月十三日（水）

局に行く。鮭缶五ダース増加して注文す　菅野兄一箱　ルセ一ダースなり　局より帰れば牧野兄の永眠をきく　直ちに行きて祈る　若き姉妹はひたすら泣ける　誠に平安に眠られし由　姉妹に対して懇《ねんご》ろに永の看病の労を謝して間もなく永眠せられたといふ　感謝なり　田中といふ重田の客人来訪求道せらる　夜おきくさんとお高さん来訪しました求道せり　少し風邪の気味あり

十二月十四日（木）

牧野兄の葬式は午後六時半に定る　午後納棺に行く　聖マリヤ館訪問　おつるさん九度四分松田より小包着　久しぶりで国の乾物を見た　ハゼ干帆立など幾年ぶりであらふ　殊に懐《なつか》しかった　ラクダの手袋も埋想通りである　午後六時半葬式執行午後七時半頃父上来草　死顔に対面せらる　信仰とて死を超越せしを感謝せられたり　火葬場まで送る

3　鈴蘭医院

雪、雪、深雪《みゆき》
地の不浄は掩《おお》はれぬ
樅《もみ》の木、栗、落葉松《からまつ》、櫟《くぬぎ》、
雪をかづきて立てる高原の静けさ
淋しさ
さあれ
おお、神よ、愛なる哉
紅一点の寄生木の
朱玉、白玉の一団
大空の鳥の啄《ついば》むにまかせて
其讃美の声をよみし給ふ
あゝ、父なる神よ

この詩は残されたケサ最後の日記に記されたものである。「父なる神よ」という題はない。「服部袈裟子女史遺稿（大正十二年日記）」と題された表紙の次に綴じられている。前述したように原稿用紙百四十五枚。おそらく市販の日記帳に書かれたものを書き写したのだろうが、誰の手によるかは不明である。あるいは聖バルナバ教会の関係者かも知れない。この原稿用紙の日記は、医師林富美子のもとへ誰かが送ってきたのであるという。この年の日記には《疲労甚し》《眠れず》《臥床》《全身倦怠》の記述が前年よりも多くなる。手紙の発着の記録はない。正月には歌を詠んでいる。

ただ黙し深雪にしずむ冬木立秘むる生命の崇さをおもふ　（一月一日）
窓を襲ふ吹雪さわがし夜廻りのベルの音さへとだえては聞く　（一月一日）
三日三夜吹雪つづけり新年をこもり居がちに編み針をとる　（一月三日）

一月二日

昨日の廻礼には道がよくってうれしかった、今日は大雪となった。ヨブ記講演を読む、百二十三ページ迄で。宵に十二屋火事――との声、教会の鐘を急打。青年会婦人会合併の集会が初る前であったが、此のため中止。炬燵《こたつ》からの失火と云ふ、昨年新築した許りの家だのに、お気の毒な。電気も消えて暫《しば》らくランプをつける。石囲兄にお茶を入れ、ヨブ記をきかせ、讃美、感謝して別れる。暁方、早天祈禱会。千代さんは比較的はやく休み、私は、仕事を始末してねる。

三日

三日も吹雪つゞく、あゝ春が恋しい。外来患者に気の毒、また我々も、仕事が半端で面白くない。水道の水は元日の朝から止ったり細く出たり、石囲さん幾野さんは気の毒。十二屋は火元でなく横浜屋から出火したと云ふ。十二屋の主人は十日朝に御病死ださうで一層御気の毒、ヨブ記読む、編み、片手出来る。

正月二十三日

浜名館木田さんへ往診、俄《にわか》に暖く又冷気に返りかけたので風邪が多い。百合子〔死んだ猫の名〕を想ひ出しては淋しい。顔が腫れぼったく気分が悪い。日畑さん顔面の結節四個切除。

正月二十五日

田中繁さん御帰宅なさるそうで、アシヾのフランシスを返しに来られた、暫らくおもてなしをする、日畑くらさん喉頭狭窄症発作に大に苦む、口唇及全顔面暗紫色で脈探もされなかったが、ただ注射数回、吸入反復遂に息を吹き返し脈も正調となる。おとめさん小児風邪の気味。

正月二十七日　晴

日畑さん少しよいと云ふ、光田先生突然ほうれん草一箱を送って下すって誠に感謝　日畑さん井上さん山中氏へおすそわけする。夕飯に井上姉の家に招かれる　夜集会の恵みを受く。

ケサは日記に淡々と書いているが、《青物がなく脚気《かつけ》に悩まされていた時、光田先生から目の醒めるようなほうれん草が一箱送られた時は、服部さんと私は思わず抱き合つて泣いた》（「出戻りの記」）と三上チヨは後年書いている。

二月六日　晴

岩手や小児不良状態　主よ助け給へ。藤本小児臍脱《さいだつ》　功（イサヲ）と命名された。布施小児まだ臍脱せず。石橋さん解熱往診再度　リ先生第一番軽井沢駅にて御帰草の筈、山中氏幾野氏吉田氏　終点迄で御出迎え、弱い者は教会に午後五時半過ぎに集合、他はそれ〴〵運動茶屋に又は途中迄で往く、私も谷所近く迄で往ってお迎えした。教会で感謝でお別れした。リ先生は内湯にお入りになってお帰りに。井上姉今晩より御帰りに。夜、パンやの姉妹産気づく、十時女児お産。

二月十五日　小雨

雪がどん〴〵とける。上町井上さんへ往診、咽喉疼痛甚し、吸入器貸してやる。感冒流行が湯之沢にも及んでマリヤ館にも数人、夜聖ルセ館の問題の夫婦の中一方が死んだ場合に、他の独身者ホームに遣らずに終生ルセ館に置きたいと云ふ福場さんの出願であるが、役者及委員会席上にて未だ入館しない夫婦の使立のため、又他の理由の下にこれは採決されなかった。

二月十六日　雨

石橋さん同じ状態、其隣家の大橋さん母が風邪、岩手屋母親一度許り下熱、小児同様、井上さん同様、洗腸、注射、千代さん上町に説教に往ったあと、赤岩から八ヶ月妊婦、出血つゞいて居るからとて無理々々に頼まれ、かごで往く。風邪気味であるが仕方がない。石田さんを経て千代さんにてとはる、十二時頃着、しかし遂に妊婦は数時間前に言切れた、田舎の女はあはれなもの。四十五才にて八回目の妊娠と云ふ。

二月二十六日

田中屋が産気づいて生まれさうだとの迎え、急行、既に半身は生まれて居た。帰ったら安吉さんがおとめさんの子を抱いて来た、どうせだめなのでせうと下へおろさせたらもう息が止って居た。胎毒の児だから仕方がない。井出さんへ往診、顔面丹毒《たんどく》様に疸、布施さんも来診、帰りにおとめさんに往診、中耳炎の状。布施夫人の診断書を書き、おとめさんの児の診断書、療養所往きの三人のを書く。伊藤健二さん不良、会計十二時過ぎ臥床、間もなく下の石橋さん不良とて起される。二時間にて帰る。

三月六日　雪

早朝田中さんの処から使が来て往く　陣痛が激しく起る。一時間許りの後男児分娩、建具屋女児に春枝さんと云ふ名をつけて上げる。石川石橋さん往診再度、夜ドルカス会に千代さんが往かれた、後に奈良やから産婦のため迎え、浜名氏へ電話が来た。吹雪の中を往く、陣痛がなか〳〵来ない、開口して居るのだから一時間ばかり様子を見て居てピッイトリン注射、遂に女児分娩。

三月八日

雪もだん〳〵とける、治療日和　袷《あわせ》を裁ってぬひはじむ、宮脇赤坊往診、毛糸帽子を上げるお高さん　心配をかけたとあいさつに来る。

三月九日

上京の心積《こころづもり》成る。第一番の汽車、学会、光田先生にお目にかかって御相談したい事。

《夕飯にリ先生宅に招れる　十五日に上京のお許しを受く》（大正12・3・11）ということで三月十五日に上京したらしく、その間三月十五日から四月十日まで日記は空白である。

四月十三日　吹雪

暁方二時に高木さん重態にて起さる、帰ってねむりについた頃と思れるころ、上町沢野屋妊婦のため起さる、二三日前から破水したものと思ふ　かなり難産、十時頃男児分娩、仮死亡状態胎内にて便を漏したもの　帰宅して臥床、十一時に児は死亡したといふ　午後坂本兄葬式　高

木さん四時三十分永眠　井上姉、リ先生は天候不良にて中止された　井上姉は風邪の気味

四月二十三日　晴

朝礼拝説教リ先生　リ先生は此後「教母」と一般に呼べと云はれる　夜山中氏説教　二名の姉妹が残った様子。

四月二十四日　曇

気分すぐれず　田中や要さん、玉チャン来診、午後頭痛　頂部痛に耐えず臥床、夕方起き出でたものの不快限りなし　突然大村さん来訪。あれ以来朝鮮に働いて居られたが、休暇を利用して入浴に来られたと云ふ。病勢進行せず感謝、菅野さんを通してお菓子二重を下すった。

四月二十八日　晴

ね苦しい夜であった。太子から病人来診、小沢さん小児来診、リ先生は御旅行中止、其のため千代さんが一週間のびる事になる。栗生の亀さん一人娘の快復の感謝の積りで桜の木一本わざ〴〵かついで来て下すった。愛友会の道ぶしんの人々が昼休みしてたので手伝って貰って、裏の朴の木の側に植える。会計。夜マリヤ館に招かれた安倍兄姉も共に。終《ついに》一睡も出来ず頭痛、発熱感、肩のこり。

四月三十日　晴

全身倦怠、されど勇を起し且つ軽快せるを感謝して起床。三号館田中さんへ往診、注射、血管注射、昨日ガラスの破片を刺してから発熱と云ふ。午前中兎に角働く。桜の蕾を頂く。午後臥床、時々醒めて熱と汗を覚ゆ、夢なき眠こそ望まし。山中妻君よりトヾキの初物のあへものを頂く。夕方起きて残りの粥を温めて食す。

五月九日　晴

昨夜はね付かれぬまゝに今日晴天になるやうに願った。明日千代さん達がお帰りの筈と思ふから、道が悪くっては困ると思って。早朝、荒物吉田や産婦に往く。娩出後　肥大なる男児、午後、もう一つ吉田や小児来診　□に痣、診察場の前に花垣を作る。馬肥を入れて今年は、本式にした。下の花垣へも馬肥を運んで貰って入れる。山本藤馬さんへ往診、嘔気、頭重、言語僅かに障害、眼□炎でも起さねばいゝが。大東館客妊婦来診。

五月十三日　晴

朝礼拝説教山中氏、吉田や小児の沐浴を千代さんに頼む　和田、十二屋小児沐浴、午後二時より墓地にて埋葬式（遺骨の）おくれて往く。写真の処であった。上滝さんを診に下間へ、序《ついで》にステパノ館に往き新しい見晴台の上で花を見る。栗生に一寸立ち寄り水の窪に寄って夕方疲れて帰る。今年の花も心よく眺める事が出来た。夜リ先生説教　山本さんへ二回往診、兄君来る。

五月二十六日　晴

労働者の働く声に醒めた。昨夜被ひを掛けた花垣のものは何の変化も受けなかった。又放って置いたものも差し支えないらしい。房チャン少し軽快の状、昨夜はねむったとか、感謝。同じ注射、洗腸、一日三回。和田小児へ往診7.2　石橋さん腹部腫満、義夫さん今日も熱発、腹膜炎の方もまだ安心出来ない状態、夕方下の原に散歩、桔梗、鈴蘭の苗を採取、夜の祈禱会、多忙な時集る者少数、ヒウレット長老御来草、田中先生も御来草の由。

《早春には雪解の下萌が芳わしい香を放ち、服部さんと二人してウルエ、トヾキ、わらびや山独活《うど》などの山菜を手籠に一杯摘んでは食膳に上せた。晩春初夏にかけてのこの辺は一面のみどりの芝原となり点々と桃色のれんげつゝじが咲きあたかも友禅の布を敷いたようで摘み草にも飽きた二人は絹のうすいベール等を被つて、ひら／＼と天女の舞などを踊っては子供のように笑いころげもした。落葉松は可愛い芽を開いて山一面が日差しにすけてえもいえず爽かである。甘くやさしい鈴蘭の香りは、から松林の吐息のように流れて来る。郭公《かつこう》のけたゝましい鳴声が山々に木霊《こだま》するのもこの頃からである》（「出戻りの記」）。ということもこの頃の季節であったろう。

六月六日　晴

ピリポ館、マリヤ館、ルセ館、明星団の人々打ち連れて殺生河原に遠足、今年は石楠花《しやくなげ》が少しもない。仲さんから少し頂く。谷川さん全快祝としてお赤飯を下さる。浜名館ユカチャン（日猖）の病気が治ったとてお礼にバナ、を頂く。お志んさんから撫子《なでしこ》一株頂く。井田さんおこうさんを招いてお赤飯でお茶を入れる。早川さん、井上さんへ往診　和田小児来診、院帰。喜多さん母君朝帰阪に。

六月十七日　雨

昨夜の疲れ甚し。吉田屋二軒よりお柏餅を頂く。午後杏雲堂医師、新井俊雄と仰《おつしや》る方御来院、暫くお話に、金五円を患者のために下さる。各館〳〵御案内する。夜千代さんの説教。

六月二十六日　晴

上滝兄　午前五時静かに永眠の由。上村屋内藤さん朝早くから往診を求めた。けれど例のヒスとして往かず、午後自分から来診、品木に往診、流産後のもの、午後うるいを取りに往く。千代さんのお母さんに飯事とて。ベット二台到着。今夜はじめて此の上に休む、あたゝかく気持ちよし。

六月二十八日

羽根田に沐浴に往く。午後会計、夕方より本当に指の痛み、臍脱、メスを入れるにも緊張して刄がたゝぬ位ひ。夜一睡もせず。

七月二日　雨

午前七時頃上村やより産気づきたればとの迎え、朝食もせずに往く。陣痛なし、ピッイトリン注射、間もなく男児分娩にて大よろこび、少し出血あり。帰宅、羽根田より又も発熱との迎えありて往く。9.1度　気の毒なり、カンフル注射、祈る。少し休んで居れば上村やより再三の迎えきて往く、ゼカルチン注射。

七月十一日

有島武郎氏が軽井沢で六月八日に縊死された記事が出て、驚く。お袖〔兄躬治の長女〕は、少し不快の様子。芸妓のため、寿ゞみ亭へ出張、午後三時から前口にかごで往く。水出ていさん□□炎、上村や小児臍出血はやう〳〵止りかけているが、衰弱が甚しい。快復を祈る。池田さん脳□血、胃□。

七月二十二日　晴

朝浜尾おさださんのために、かごで往診、先達、断って気の毒であったとおもふ。相川さんが往ったのだった。胃□ではなく一見して股（左）ヘルニヤの不還納となったものとおもふ。小雨の福島さんの孫、三才の男児、昨夜よりの下痢にて往診、十一時半頃往ったが重態、十二時死亡。近処の保志野さん母子を診察、運動茶屋の方面より帰宅、四時頃西尾さん来、患者も数人まって居た。夜、千代さんの説教、リ先生明日林さんと三人を招いて下さると云ふので、御通知に重田に往く、処が、祈りのため時間を定めず明朝□□すると云ふ。

七月三十一日　晴

朝のうち鈴木さんに往診軽快。横田さんも軽快、今日共救会内島崎さんに往診熱瘤。午後西尾さん来宅、エスペラント全程、辞書注文。黒岩銀四郎さんに往診、熱発9.5 兄さんが廿九日に死くなったのだと云ふ。黒岩元雄さん余りよろしからず　品木より小児腹痛にて来院。

八月三日　晴

朝　義夫さん聖餐を受けて大によろこばれたさうで顔の色輝き天国に往くを望んで周囲の人々にお礼と別れを告げた。脈微弱、夜間も安倍兄姉其他の訪問ありて、本人も感謝せられた。草津館鈴木さん七時関節水腫にて来診。品木の小児不良にて来診、注射、洗腸、夜、下田光太郎さん来診、消化不良症に気管支カタル、義夫さん十時十五分誠に勝利を以て永眠。

八月二十一日　曇

主、基督よ、御あはれみよりて、総ての不謙遜なる分子をわがうちより取り去り給へ。かくして教会の牧師伝導師の上にも同じ御恵みを下し給へ。リ先生貫先生千代さん達は子供等と一処に媼仙《おうせん》の滝に遠足。

八月三十一日　曇　雨

三田村さん朝、注射、第二回。天長節に就き普通の治療休む。児玉さん午後来診、昨夜より咳嗽、後藤直子さん熱瘤、再度注射、山本さん腸カタル、顔面結節炎症、田中小児、先天梅毒の徴、西尾さんよりエスペラント聖書、猫エハガキ送り来。夜上町集会に千代さんの説教の由にて往かる。

九月一日　曇

朝から嵐の気味、二百十日前だからと余り気にも止めなかったのに、十二時から強震、幾回、案ずる程だったのが被害はなかった。白根山の爆発かとおもふ。雨上ってから、ステパノ館に須田さんを診察に往く。下肢浮腫、花を頂いて夕方帰る。水の窪に一寸寄る。唐もろこしを頂いて夕方帰る。土曜日のよみがへりの祈禱会久し振りに開かれた。お高さんもご出席、後お茶を差し上げ吉田やから頂いた赤飯を進める。基督教に就いてまじめな質問。

九月二日　晴少し曇

東京は、大地震、つなみ等で品川芝方面京橋、本所浅草全滅との情報、心痛に絶へず。礼拝の時にも、特別の祈禱があった。三越も墜落したと云ふ。其他火災が激しいさうだ。一般の惨状は想像に余りあるだらう。午後に聞く処によれば、宮城《きゅうじょう》を除くの外は皆焼失との事。王子の方面迄で焼けたさうだ。千代さんは午後から品木集会に往く、無事に帰宅を祈る。夜集会にはリ先生お話。千代さん無事帰宅、大高さんと千代さんと三人で東京方面の事を案ず、主よ顧み給。

九月五日　曇　雨

東京、横浜方面の新聞はどんなであらうか。避難者も多少当地に来るさうだが十分の事は解らぬらしい。大高さんが上毛新聞を見せて下すったによれば本所小梅延焼、吾妻橋、其他の橋が墜落とある。午後三時頃になって国元からミナブジツイタと云ふ兄上からの電報によろこぶ、感謝。随分難儀して行かれたのであらう。千代さんの家族に就いてわからないのが心配だ。井上照子姉の上をおもふ。夜、菅野さんの問題につき山中氏を訪ふ。

十月四日　晴

紅葉の色ます〳〵美し、空の色も美し。例年の秋の心地になれないのを残念におもふ。震災見舞に対してそれ〴〵心よりの礼状が着く。峯子さん明日御帰京に着くと云ふ、かもじ、下駄等を用意してあげる。進藤次郎さん疼痛、嘔吐、午後注腸。稲垣、池田さん注射。

十月九日　雨

暁方、岡村さん重態との使ひに往く、心臓は動いて居るが、脳症状を起して、呼んでも返事せず。リ先生を起す。一時間半許りで帰院。午前九時死亡、遠州やお内儀さんに往診、洗腸、お客の竹田さんを診、娘さんの千代チャンを診て帰る。奥田さん良好、稲垣　池田注射、江ゐさん発熱8.1　ペリトール注射。喜多さん話に来られた。近日新築の家に移られる由。青山さん一寸話に来る。

十月十日　雨　風

日畑さんに往診、発熱して結節潰瘍、次郎さん血管、午後二時岡村兄の葬式執行。墓地火葬場迄で往きて後先生には、本当に死んでゐるのかと怖れに充ちたお顔をしてあと戻りまでされたとか。

十月十一日　雨

川浪さんにおくるために貞子の形見の着物を以てドテラを作る。裏と綿と肩あてとを新しくして。リ先生夕方一寸入らして、診断書を査《しらべ》て時には其前に診ろと仰る。脳症状を起し心臓衰弱を起せる者の枕辺より帰宅して後其まゝ一時間許りして死せるものを。先生の霊に平安常に在るやうに祈らねばならぬ。夜、松田さん入らして相談あり。

十月十六日　晴

和田さん重態、注射、次郎さん軽快、毎日蛔虫の排出あり。洗腸。一田屋　発熱往診、池田さん病勢増悪、注射、食塩の注腸。夜になって気分よろし、と。

十月二十二日　晴

遠州屋　山本さん往診、午後三時和田さん葬式。夕飯にて松茸御飯をたき、安倍兄姉関口さんをお招きする。山本さんに往診、夜間。遠州屋に往診、夜間。

十一月一日　晴

午後二時より墓地□□□□手に手に花を捧げて感謝、讃美、祈禱、上町の墓地にて、午前中であったといふので帰宅して□□□□　山本武夫さんに往診　おすかさん、九時頃より腹痛、夜再往診、十二時少し前再三往診　ピッイトリン注射、女児分娩。喜多、入道兄達にお祝品を□□□□マリヤ館に夕食を頂く。

十一月九日　晴

暁方の霜で咲き残りのダリヤ駄目になった。サルビヤも駄目になった、ほゝづきを切る。霜田さんが腹痛との迎え、一晩中気になって居たもの。□□にて男児分娩、月が少し早いのだが健やかな児らしい。重荷をもって居たので弱れる。熊さんのお母さんに往診、年寄りの事だから用心せねばならぬ。リ先生お帰りに、□□さんに往診、少し食が進み過ぎたさ□□、嘔吐下腹痛。

十一月二十九日　晴

高田さんと愛川さんと共に、中村時太郎氏御あいさつにお出でになった。霜田さんからお赤飯来る。会計のツケを岩井さんにたのむ。すみ江さん明日よりマリヤ館に入る事となる。夜、あいさつに来られた。

十二月十日　晴

高信さんに往診、父親来草。加科房子さん胃腸カタルにて来診。リ先生乗馬にて小雨に。吉田屋番頭来る。水谷さん手甲切、高田さん内湯の問題にて来宅。福場さんを頼みて金五十円を渡す。

十二月十五日　晴

次郎さん石田さんにかゝる事となる。板屋みねさん早朝より急変、八時頃より脳症状　午後五時死亡。小包が遅着するのか、毛糸の到着をまつ、解き物、ミシンぬひではとくのに手間が取れる。夜よみがへりの会。

十二月二十五日　晴

依川さん尿閉、千代さんに導尿、気胸をして貰ったが出なかったさうだ。早天祈禱会、午前九時クリスマス礼拝。千葉さん重態と云ふので往く注射。子供に桃かん、みかんをもたしてやる。依川さん再び往診重態なり、中村医往診の由、午前八時死亡。夜クリスマス祝会無事終って感謝、あとかたづけも終る。

十二月二十九日　小雪

朝になってやう〳〵陣痛が少しづゝ起る　破水の為めに腹圧も少ない。九時頃千代さんを手伝ひに呼ぶ。間もなく、やう〳〵娩出させた。男児にて強健、感謝。疲れ甚だし。温泉来らず。

ケサの日記は十二月二十九日で終わっている。この大正十二年（一九二三）九月一日の関東大震災で、兄躬治は終生の仕事、国語辞典編纂のための資料・原稿を全て焼失した。歌壇からも、歌からも遠ざかり、独力で国語辞典作りに没頭していた歳月であった。妻者満を前々年の大正十年（一九二一）に失い、その上に全てを失った躬治は、郷里須賀川に戻った。歌を詠んだ。商品の包み紙の裏に書かれたその歌を保存したのは末妹テイ水野仙子の夫川浪道三であり、道三は躬治三男直人に伝えた。歌人直人は「須賀川吟」と題し、後年『水甕』に発表した。絶唱である。

関東大震災以後のケサの手紙が残っている。服部躬治、躬治長男静夫、同三男直人、末妹テイ・水野仙子、その他の人々の手紙と共に、静夫長男服部晶夫氏に伝えられていた。ケサの手紙は

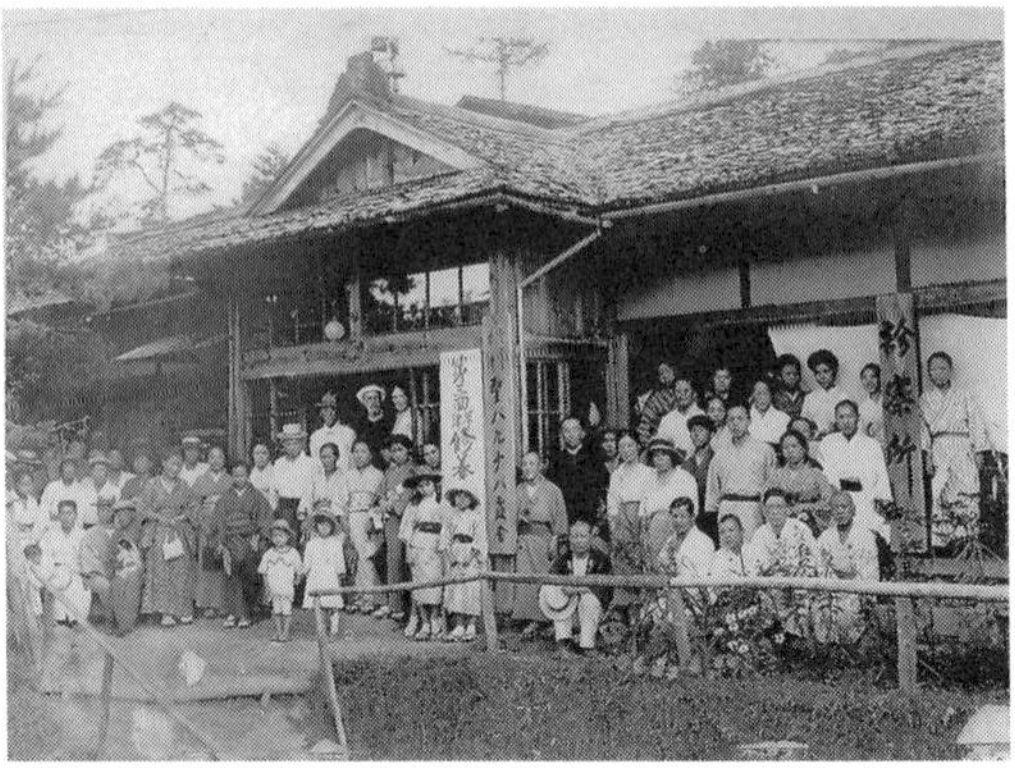

杉浦長老ニヨル信徒修養会　大正12年8月

二十一通（封書十通、ハガキ十一通）である。大震災の年大正十二年のものが八通、翌十三年（一九二四）のものは十三通である。ケサの日記は没年十三年のものは残されていないので、ケサ自身が書き残したものはこの手紙十三通のみである。

　ケサの健康状態は徐々に悪くなっている。甥静夫への手紙には《私も此頃時々発作が起ります》《夜中ねむれぬ時もありますが、おまかせして、悶えずに居ります。まだ軽い方だからこれでいゝかも知れませんが、重症でも第一気を落ち付けるのが何よりいゝらしいと教へられます》（大正13・1・14）とある。そしてまた湯之沢の病者にも触れている。《寒い季節に当地病人は喉頭狭窄症で窒息するものが間々あります。窒息までゞなくとも呼吸困難の者多く、先月も此苦痛にたえずして湯川に投身したものがありました》（同前）。医者も患者も共に病を持ち湯之沢で暮らしていた。

　そのような中でもケサは手を動かしショールを編み、躬治宅へ送ることが出来ていた。躬治も具合が悪い。姪のお袖も病弱である。「ことども」によれば躬治は大正十年頃より《健康思はしからず殊に震災により十数年来の刻苦研究の結晶水泡に期したる以来頓《とみ》に健康を害》されていた。ケサは静夫宛に処方を書いて出す。便箋五枚。その中で《処方（心臓性喘息及び浮腫）》（大正13・2・19）とあるから、躬治にはその症状があったのだろう。前田透は服部躬治年譜の中で《腎臓等に違和を覚え》（『鑑賞　直文　槐園　躬治』）としている。この同じ手紙の中でケサは《私はおかげ様にてだん／＼快く、毎日働いて居ります》と書いている。この時はまだ働ける状態を維持していた。

三月二日付と十日付の静夫宛手紙で、三月末から四月にかけて上京する旨を伝えている。例年の年一回女医会総会・医学会出席などを予定しての上京と推測される。また十日付では三上チヨが二月に上京して三月七日に吹雪の中、馬で帰草したと記す。これも例年通りのものだろう。三月二十五日付静夫宛葉書でケサは、二十八日に軽井沢か高崎に一泊して二十九日には東京着の予定を伝えている。次の静夫宛手紙は六月一日付であり、静夫の住所は《東京本郷区丸山福山町二十四　福山館内》とある。躬治終焉の地である。静夫たちは「東京府下杉並区高円寺九九〇」から転居している。その間何があったのか。

病弱であった躬治長女袖が亡くなったのである。ケサはそれに居合わせた。再び「ことども」からその間の様子を辿ってみる。《種々なる用務を帯びて上京せる姉は、たま／＼令姪の重患続いて其永眠に会し重なる激務と心労とに健康を害せるに際し折悪しくも、肺炎に侵され病床に親しむこと二週間、僅に病怠るや未だ疲労甚だしきに新事業の準備と未だ後任者なき従来の聖バルナバ医院の任務を果さん為人々の止むるを押して帰草》した。三上チヨによれば《東京の親友、前場さん（藤沢亀野女史の事ですが死ぬる迄さう呼んでゐられましたので）の所に出かけました。其処で病気に罹られ暫らくお世話になつておられました》（「おもひで」）ということなので、藤沢かめののところに居たのだろう。そして帰草を止めたのも藤沢が主であったろう。

躬治長女袖はこの年四月五日に十三歳で亡くなった。ケサは袖の形見に髪の毛を少し切り取り小さな紙袋に入れてしっかり封をし「お袖の毛」と書いた。ケサは医師として叔母として姪袖に付き添ったのだろう。藤沢のいうように《重なる激務と心労》により、どうやら健康を保っていたケサの肉体は、ここで、結果から見れば決定的な打撃を受けた。

無理をして帰った聖バルナバ医院でケサは十分に仕事が出来たのだろうか。静夫宛六月一日付手紙の中で《きのう一やく草を摘みにゆきましたが、まだ蕾です。山芋の葉のやうな小さな草に白い花をつけたのが咲き出しました。此頃身体はよくなりました。梯子《はしご》段を登る時に全身に響いて痛いやうな感じがするのですが、別に何の変化もないでせう。坂道にかゝれば疲れます》と書いているように、全く病床に臥せっていたわけではなさそうである。仕事を含め日常生活はどうやら保っていたのだろう。

だが静夫宛七月十日付手紙では絶対安静となる。《あの少しまえから心臓がひどく悪く絶対安静の形で休んで居ました。春以来完全にいゝ日はありませんでした。五分間と身体を起して居られませんでした。此三四日は割にいゝのですが、皆が進めますから栗生の家を一時あけて貰って三上さんのお母さんと昨夕参りました。かごに乗ってきました。蚊が一二匹居るのと、日中は虻が居るのに閉口です。多忙な時にこんなにして居るのは不本意ですが仕方がありません。月末迄でには歩いて帰れるやうになるつもりです》とある。この状態では本人の意志や希望とは異なり仕事は出来ないだろう。栗生の家というのは、安倍千太郎に提供した「服部館」を指していると思われるが、ケサはそこから七月二十八日に戻る。桜戸さんはこの時のことを《あんな寂しいところに二週間くらいよく一人でいられたと感心した》と回想してくれた。

静夫宛八月一日付手紙の中で《栗生に養生してましたが余りはか／＼しくありませんでした。ともすれば脈□が□□して三十分とつづけて起床して居られませんでした。多少の蚊とのみと□とかこうるさく其他草津の事も気にかゝるので、廿八日にかごで戻りました。それから毎日快い方に向ひまして一時間或は二時間起きて居られるやうになりました。お父さんと直人とは国の方に往かれたさうですね、私が臥床してるから遠慮をしたのでせうが、来てくだされればよかったのに。此家で働くのも十一月限りと定めましてあとは此湯の沢の中に別に仕事を始める考へですから、今の間に来て下すった方がよかったのでした。いづれこれ位ひの事はでかす積りですが、当分はさうもゆきませんでせうから》と書いている。ケサの健康状態・精神状態を伝える内容である。起床出来ず、出来ても二時間程度では仕事が出来たとは思えない。だが、ケサはまだまだ仕事をするつもりである。

同じく静夫宛八月二十八日付の手紙では《十一月から引き移る家を買ひました、粗末なものです、これから二間許《ばか》り増築したいと思って居ります。今住んでるもの位ひまで整頓するのはなか／＼手間がとれるでせう》とある。鈴蘭医院となる建物を買ったということである。その建物は上町の字滝下と接する字湯之沢五百七十―十五番地（二〇・一一平方メートル）に立つものである（その建物と土地のその後については『風雪の紋』に詳しい）。《此家で働くのも十一月限りと定めましてあとは此湯の沢の中に別に仕事を始める考へ》ということは聖バルナバ医院を辞め、独立して自分たち、三上チヨと共に働くということ、独立宣言でもあった。

聖バルナバ医院と袂を分かって自分たちの診療所を持ち自分たちだけで働く。このことについての解釈におおよそ三つある。一つは「日本の癩は日本人の手で」という意識のもとに動いたということ。二つ目はキリスト教でも聖公会と福音教会派との宗教信仰の違いによるもの。三つ目としてその両方であったとするもの。近年の論考は宗教信仰の違いによるものとする。

ケサは聖バルナバ医院で働く前から独立すべきだという考えを持っていた。既述のように、草津行を決心し全生病院で働いていた時の日記に《いづれは独立して働かなければならないとの観念は余程以前からある処だ》《何卒日本人丈けで適当な場所に収容所を作りたいもの、乍然《さりながら》現在は草津に行きてリー師の下に働くといふ事より外に力を注いで居ない》とある。民族の独立自立を目指す近代国民国家樹立のナショナリズムの一つの形であるだろう。ケサ自身は「観念」として自覚している。日本はまだ外国人(=欧米人)の手を借りている、自分たちで出来るようにしなければならない、ということはその当時の日本人の多くが共有していた考えであった。ケサは「観念」と自覚していたように、《現在は草津に行きリー師の下に働くといふ事より外に力を注いで居ない》とも冷静に自分の力をも見ていた。ケサには確かに「日本の癩は日本人の手で」ということがあった。この時点でのチヨの「観念」は分からない。

ではキリスト教信仰の面で、聖公会との違いから、またリーとの間に問題があったのか。残された資料の中からは決定的なものは見出せない。信仰の違いという論考は、ケサ日記の《千代さんからの御手紙によれば聖公会との信仰が合ないためいろ〳〵やりにくいさうだ》ということを根拠としている。だがケサの日記ではこの一ヵ所のみである。

また草津明星団、草津ホーリネス教会を作った安倍千太郎たちとの関係から、聖公会との関係が難しくなったのではないか、ということがある。だがケサもチヨも安倍の行動には反対した。草津明星団の設立にチヨは《最モ頑強ニ反対シ、遂ニ持前ノ気性ヲ出シテ痛烈ニ論難攻撃シタル一人》（『教会史』）であったという。チヨ日記でも《ホーレネス祈禱団と明星団との混合の新事実も発見》（大正11・2・13）《明星団対聖公会の問題を考へて終日泣きくらせり》（同11・11・20）とある。ケサもチヨも、また元々明星団出身で聖公会に転じた者も全て草津明星団や草津ホーリネス教会に賛成したわけではない。ケサは《主、基督よ、御あはれみにより、総ての不謙遜なる分子をわがうちより取り去り給へ。かくして教会の牧師伝導師の上にも同じ御恵みを下し給へ》と日記に書いているが、これは牧師（聖公会ではない）や伝道師に対する批判である。

『鈴蘭村』には、リーからすれば《予防とか消毒とか、隔離というようなことに細かく心を配る医院の二人の言行は無用の心配とも見えたかも知れないし、信仰の深さについても多少は疑問を持ったかも知れない》とある。また医院の方からは、リーは《ややもすれば形式的な信仰》と見えた、とある。信仰の点について直接触れた部分であるが、これを信仰の違いと言えるのかどうか。その外に『鈴蘭村』から三上チヨのリーに対する不満を取り出せば、英国人として日本人を一等下に見ている、リーの使用人ではなく共働者である、当時の相場から見て安い給料である、殊にケサの後任の医師には高額の給料を払っている、などが上げられる。これらは信仰の違いではない。また三上チヨの不満であって服部ケサの不満ではない。

英国人として日本人を一等下に見ていた、という事については不明である。ただケサやチヨの日記の範囲からはそのように推測できる記述はない。ケサやチヨが活躍した時代はまだまだ「長幼序《ちょうようじょ》あり」ということが徳目として生きていた。年長者を敬う、ということである。リーはケサやチヨとは一世代離れた親世代である。ケサにはその長幼の序の徳目が身についていた。《品木より買った鶏、初めて卵子をうむ、赤殻の小型のもの、リー先生に》（大正12・11・23）というのはその表れである。初物を尊重する文化の中で、英国人であれ日本人であれ年長者を敬い初生みの卵をリーに進呈した。チヨにはこの長幼の序がリーとのあいだにあったのか、資料の限りでは見えてこない。給料が当時の相場より安い、ということは、むしろ共働者であったからではなかったか。共働者として日本人として奉仕は当然である、とリーは若い日本人女性を認めていた。単なる使用人ではないからこそ、同じ奉仕者として相場より安い給料ではなかったのか。またケサは給料については何も書いていない。給料について書いているのは《リー先生から、本月の俸給と旅費として廿円頂戴》（大正10・3・22）という一カ所のみである。チヨにしてもその後の生き方を見ても給料に単なる不満があったわけではない。

ケサが日記の中でリーに反論めいたことを書いているのは前述のただ一カ所だけである。《リ先生夕方一寸入らして、診断書を査《しらべ》て時には其前に診ろと仰る。脳症状を起し心臓衰弱を起せる者の枕辺より帰宅して後其まゝ一時間許りして死せるものを。先生の霊に平安常に在るやうに祈らねばならぬ》ということである。リーは前日から意識を失くしたまま死亡したのを《本当に死んでゐるのか》と疑い恐れていた。リーの病者を思う気持ちが土台にあるのだろうが、ここには医学・医師の専門性への尊重はない。だがケサはこの一事によってリーへの信頼を失ったわけではなさそうでである。

　ではケサの不満というよりは多く三上チヨの不満はどこから来るのか。聖公会対草津明星団との関係で、聖公会と袂を分かったのではない。ではリーへの人間的な不信があったのか。日記を見る限り諍《いさか》いめいたものはない。招き招かれ食事を共にすることもしばしばである。いずれの理由でもなく、チヨは自分の思うようにやりたかったのだろう。《其後三上看護婦は元来官立療養所系の人であるので病者取扱に関してはリー女史の方針とは聊《いささ》か意見を異にする点もあり、元来病者救護には自己の理想を以て自ら当たらんとする志があったので、リー女史の事業と別れて救護の事を試みたき希望があった》（『生涯と偉業』）また《何事モ単刀直入自ラノ所信ヲ行ハントスル三上女史》（『教会史』）ということだろう。《自己の理想を以て自ら当たらんとする志があった》し、《何事モ単刀直入自ラノ所信ヲ行ハン》としたのだ。おそらくチヨには最初からあったのだろう。ケサは草津行を決心する前の日記に《あゝ物質の欲と云ふわけでは無いが、私は千代さんに必要なものを作ってやりたくて其のためにお金がほしかったのだけれど、それを作る道がない》と書いている。《千代さんに必要なものを作ってやりたくて其のためにお金がほし》いということはチヨ自身で施設を持って仕事をしたい、そのためのお金、と解釈することも可能である。三上チヨは自分の理想があったのだろう。

　ケサが大正十二年（一九二三）に上京する際の《光田先生にお目にかゝって御相談したい事》とあるのは、独立についての相談であったのではないか。だがここではまだ具体的ではない。

ケサには「日本の癩は日本人の手で」という日本人としての自立独立の意志、「観念」はあっただろうが、それだけの行動力があったとは思えない。チヨにはケサにはない行動力、起爆力があった。そしてチヨにはない持続力を、ケサは持っていた。おそらく独立の意志はチヨが先導したのだろう。それにケリは賛成した。ケサは「日本の癩は日本人の手で」行われなければならない、という点からである。チヨには近代国民国家としてまた民族の自立独立の「観念」を、この時点では見いだせない。《三上女史は何か事業家のようなところがあったが、それに対して服部女史はたゞ三上女史に従い、自分の病気のことも忘れて患者のために献身的に働く人であった。鈴蘭園も服部先生が生きていたなら三上女史の考えた理想的患者の共同自活療養村として成功したと思います》（『御座の湯口碑』）ということはそれを物語る。林富美子医師は言われた。《服部先生は三上さんの事業に奉仕されたのです》と。

ところで光田健輔は『回春病室』で《それで服部さんがリーさんと約束していた五ヶ年の期間が終るのを待って、三上、服部二人が共同で理想的な療養所をこの草津郊外に建てようということに相談ができた》と、また『愛生園日記』でも《そして服部さんがリー女史と契約した五ヵ年の期間が終るのをまって、三上・服部共同で理想的な療養所を草津の郊外に建てようという決心をしたのである》と同じように書いている。

五カ年の契約ということは、光田健輔以外は書いていない。二つの著書に書いているのだから五カ年の契約ということは光田の記憶に残っていたのだろう。だが当人の服部ケサも最も近くにいた三上チヨも、そのことを一言も書き残してはいない。他の主要な資料にも見いだせない。現在以上に当時は契約ということが、欧米とは違い、一般化していなかったことや、生涯をかける奉仕の仕事に期間限定する契約が考えられなかったということが、あるかも知れない。だが、聖バルナバ医院でのケサ後任となった佐藤医師とは《最初一ヶ年間ノ契約ナリシモ病者の信頼ヲ得テ、大正十四年（一九二五）十一月及ビ昭和元年（一九二六）十一月ノ二回契約ヲ更新セリ》（『教会史』）とある。ここからするなら契約ということも十分に考えられる。五カ年の契約であったなら、ケサが五年も過ぎた大正十二年（一九二三）になって独立の意志を持って動き出したことに合理的な説明がつく。だがケサやチヨ側からの資料はない。

また多磨全生園の歴史『倶会一処《くえいっしょ》』の年表、一九二四年（大正13）五月の欄に《草津よりコンウォール・リー女史、光田院長訪問のため来院（12日）》とある。リーと光田の間で、ケサ・チヨの独立について話し合われた可能性がある。その時に五カ年の契約のことや、ケサの病状も伝えられたかも知れない。おそらくリーは、これからの聖バルナバホームや聖バルナバ医院の運営と共に、ケサやチヨ二人の独立についても十分な理解と対策を持ったのではないか。それはケサやチヨの献身の評価とは別なものである。

ケサの最後の手紙は十月二日付の絵葉書で、福山館の静夫宛である。《其後お父さんはつゞいてよろしう御座いますか。今日おひる頃お国のおばさんが来られました、晴天で暖かいよい日でした》というものである。ケサの姉服部セツが妹の看病のために草津にやって来たのであった。ケサの病状が好転せず長引いているからであろう。

その前に九月には兄躬治がケサを見舞っているようである。躬治の八月二十七日付の福山館静夫宛葉書に《都合によりてハわれ一人草津の方へまはるかも知れず。しかしこの天候にては何となるかはかり難し》とあり、続いて消印《群馬草津　13・9・7》の同じく静夫宛の躬治の葉書に《十三日か十二日帰京すべし。学校へは十五日（月曜）まで欠勤する旨こちらからいひやりたり、そちらから手続するに及ばず》とある。また続いて静夫宛九月十二日付躬治の葉書は《十六日軽井沢午後二時発の汽車（上野着八時頃か）にて帰京すべし。もし何かの都合にて乗り遅るればその次の汽車に乗るべし。万が一当日帰京せざりしならば、十八十九の両日出勤不可能の旨学校へ届けくれよ。今日一日、すこぶる寒し》とある。この葉書からすると少なくても十日くらい躬治は草津、おそらく湯之沢にいたことになる。どこに泊ったか、誰と会い何の話をしたか、何を見たのか、など一切分からない。ともかく躬治はケサを見舞いその病状も自分の目で見、妹セツにも知らせたのではないか。

光田健輔がケサの診察をしたのはこの年のいつの頃だったのだろう。《光田先生は全生から診察にかけつけて下さいました。一目見て愕然とされた様でしたが先生が硯箱をとって心臓の肥大した形を胸にしるしをつけたら、女史は背中の方を向けて、「先生後の方も」、としるしをつけてもらいました。私はその巨大な心臓の形に眼をそむけましたが、彼女は声を立てて笑っていました。別室で光田先生は「服部さんが死んだら三上は泣くだろうね」と言われました。私はムッとして「死ぬわけはありません」と言った。あゝ奇跡はたしかに起るだろう、服部さんは朗らかに笑っているし必ず起るかもしれないといわれました》（「出戻りの記」）、《光田全生病院長が御来診の節も、異数な心臓肥大に驚かれ、よくもこの体で、あれだけの働きが出来たものだと感嘆せられた》（「おもひで」）とチヨは後年書いている。光田の来草はリーの全生病院訪問の後、いよいよ病が重くなってきている九月や十月以前のように思えるが、分からない。光田はケサの死の近いことを感じていたことになる。

《はげしい心臓性喘息で夜も昼も眠られず、半時位絶えず背中を撫でさせて、幾枚ものドテラがボロボロに破れてしまった》（同前）とチヨは書いているが《絶えず背中を撫でさせて》いたわけでもなく《心悸亢進シテ眠ラレザル夜半、独リ布団ノ上ニ座シテ雑布ヲ刺ス。永眠後程経テ下棚ノ一隅ヨリ刺シアル雑巾ヲ収メタル箱二ツヲ見出シ、其ノ在リシ日ヲ偲ビテ人々泣ケリトカヤ》（『教会史』）。苦しい病状をこのようにしてケサは耐えていた。

　自分たちの家であり仕事場でもある「鈴蘭医院」に移り、二十二日目にして服部ケサは一九二四年（大正13）十一月二十二日、四十歳をもって逝った。《人その友の為めに生命を捨つるこれより大なる愛はなし》という信仰上の目標と共に。

　桜戸丈司さんは《亡くなる時は聖バルナバ医院の人は知らなかった》と言われた。《聖バルナバ教会にて埋葬式執行、堂に溢るる会葬者に送られて、病者の為の共葬墓地内で特に教会墓地と定められたる中に、病者墳墓と相列んで立派な石碑の下にその遺骸を横えた》（『生涯と偉業』）、《貴キ女史ノ死骸ハ、共ニ死ナント許リ狂泣スル三上女史始メ、母ノ如ク慕フ病者達ノ手ニテイト懇《ねんご》ロニ葬ラル》（『教会史』）ということであった。

桜戸さんが思い出したことは、甥が来てお兄さんが来た、そしてお兄さんが挨拶をしたということであった。躬治とその長男静夫が来たということだろう。姉セツもいた。東京から神父も来た、という。躬治の挨拶は「妹は草津で喜んで働いてくれていた」「本当に草津で働くことが嬉しくてしようがなかったみたいでした」「上町の人達も葬儀には多勢参列してくれてありがとうございます」といったことであったという。当時十七歳くらいであった桜戸さんが辛うじて思い出したことであった。火葬したお骨は東京に持って帰り、草津に分骨したというのが桜戸さんの記憶であった。

医師林富美子は、服部ケサの謙虚さを称え、「服部先生の純粋さがうらやましい」と言われた。そして「公教会祈禱文」の裏見返しに書きつけた。

落葉寸前のから松林が今でたばかりの朝陽
に反射して透明なオレンジ色に輝いている
こんな美しい草津の山々　落葉松の林
をみていると服部先生の苦しみが一層深く
たえられぬまでに悲しい　大正六年沓掛から
駄馬の背にゆられて霧深い湯の町に来た秋　そして
大正十三年十一月二十二日　すゞらん村にて死なれるまで

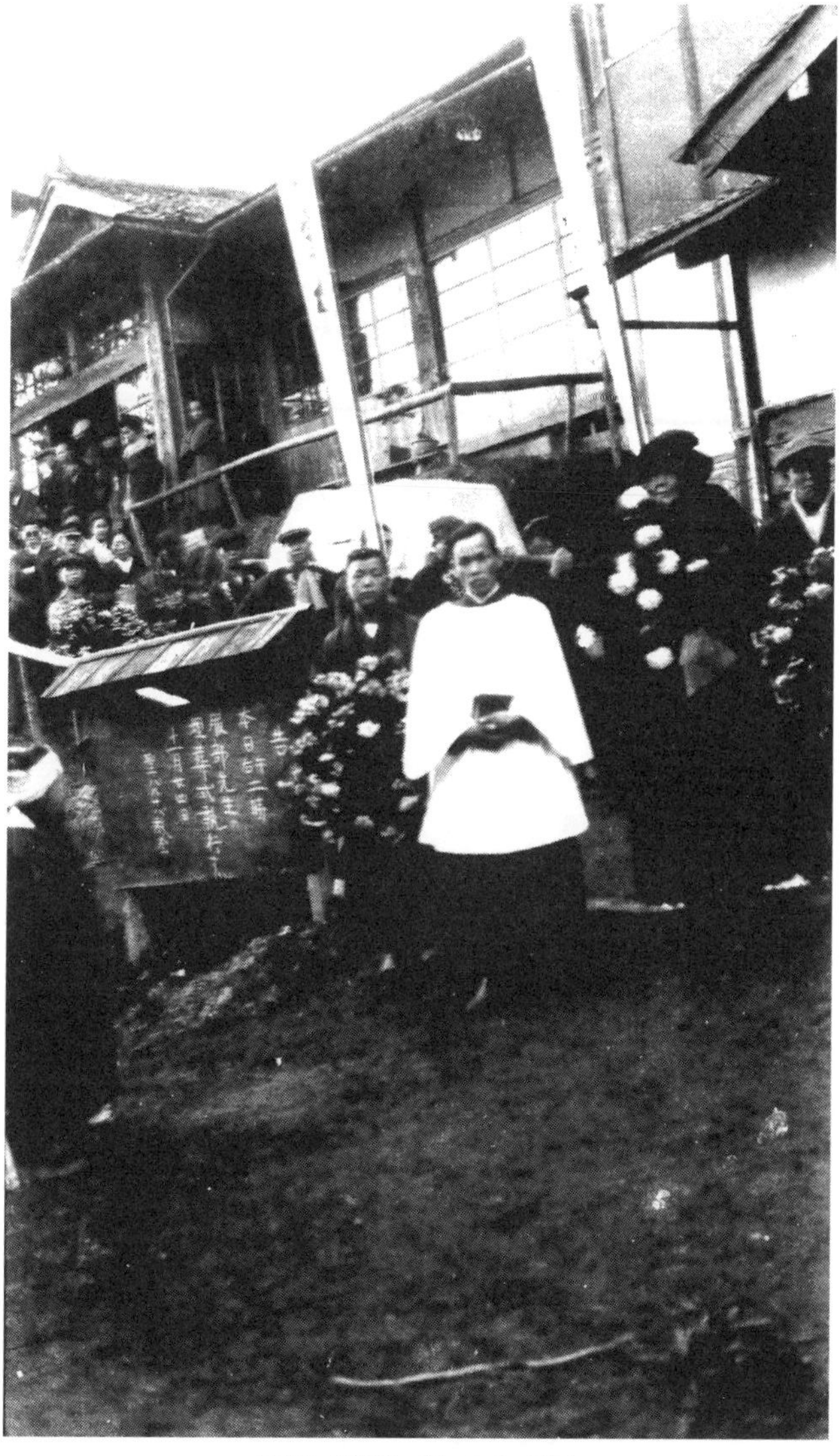

服部ケサ葬儀　聖バルナバ教会

七年間の苦しみを支えたものは何か、
病友のあえぎと十字架の道をおいて外に
考えられない

あゝ聖母よ　十字架にくぎづけにせられ
給える　御子の傷を　わが心に深く
印し給え

一九七八年十一月三日

あとがき

「三上チヨさんの墓碑建碑式が十一月二日にあります。いらっしゃいませんか。その件で草津に行き帰宅したところ、あなたの手紙が来ていました。天の配剤です」という内容の手紙を受け取った。もう四十年以上前になるが、日本基督教救癩協会事務局長の井藤信祐氏からのものであった。

服部ケサの資料を求め、見ず知らずの方々に手紙を書いた。よくぞ返事を下さったと、今では思う。その件ならこの方が、あの資料ならあの方が、と紹介して下さり、資料を送って下さった。その中のお一人が井藤氏であった。私は渡りに船とばかりに群馬県草津町へ初めて行った。ハンセン病と関わることの始まりであった。

ハンセン病について知りたかったのではなく、自分自身がどう生きていけばいいか、手探りで過去の女性に学ぼうとしていた。現実にモデルとなる先輩女性と出会えず、過去に遡れば、時間を共有出来ずとも場は共有出来ると思ったのである。日本を考えるには、中央に対する地方の福島県に留まった方が日本が見える、と思っていた。そして学ぶべき女性は時代に埋没しなかった女性でなければならなかった。

たとえば服部ケサはどこからその活動のエネルギーが出て来るのか、知りたかった。そのような手紙を書いた。ご返事を下さった方々の中には「あなたはそのエネルギーの源がキリスト教であることを百も承知で、その信仰の何かを求めておいでなのでしょう」と書き資料を送って下さった方もある。自覚していなかったことに言葉を与えて下さった。ハンセン病に関わった方々との出会いは、そのようなものであった。

その建碑式で林富美子医師にもお目にかかった。何も知らないことが良いこともある。林医師がどういう方なのか、井藤氏がどういう方なのか、また建碑式主催の日本基督教救癩協会がどのような団体なのか、ハンセン病がどういう病気でどのような歴史を持っていたのか、何も知らなかった。何の先入観も持ちようもなく、不治の病であった時代から可治となった後までハンセン病に関わり続けた方々の中に、飛び込むことになった。

林医師は私に「私たちのしてきたことが研究の対象になるなんて……そのこと自体が感動です。服部先生のことは忘れられてしまって……」と言われた。まだ研究のレベルにも達せず自覚も出来ない私は何も話せなかった。本書の林医師の言葉はこの時のものであり、最後の文章もご自身の祈禱書に書いて与えて下さったものである。

この時、建碑式に臨んだ方々は栗生楽泉園をも訪ねたので私も初めて楽泉園に足を踏み入れた。そこで楽泉園の小林茂信医師や入園者の加藤三郎氏にもお目にかかった。そこから栗生楽泉園との関わりが生まれた。というよりも、私が毎年楽泉園を訪れ、四十年以上もそばにいさせて貰ったということだろう。自治会の機関誌『高原』を二〇二〇年に終刊するまで四十年も送って下さった。

本当に何の肩書もなく実績もなく、ただ知りたいと思っているだけの者を楽泉園の方々は受け入れて下さった。それは医療者でもなく被医療者でもない私にとって、人間性を試されているようであった。そこには心地よさと厳しさがあった。

楽泉園は湯の沢の歴史を経ているので自由地区があり、そこに普通の個人住宅が立ち並んでいた。そこにお邪魔してお話をしたり、一緒に温泉に入ったり、また園の建物にお住まいの方のところへ行き手料理をご馳走になったりした。どのお宅も庭をきれいに手入れされていた。園の中を自由に行き来出来るようになり、知り合いはどんどん増えていった。

草津へ行った翌一九七九年東京都東村山市の多磨全生園を訪ねた。庭の手入れの良さは楽泉園と同じであり、道路に盲導鈴があるのも同じであった。全生園《ぜんしょう》とあるのに話す人は皆「ぜんせい」と言っていた。どちらが正しいのか案内して下さった医師にお聞きすると、昭和十六年に府県立から国立へ移管し多磨全生園とする時に読みを変えたという。「ぜんしょうえん」と言っても誰もわからないよ、ということであった。もう一つ。大風子油は私が耳で聞いていたのは「たいふうしゆ」と清音であった。資料の中で読み仮名があるのは清音である。辞書では濁音であるが。

分かる範囲で服部ケサを追ってきたけれど、決定的に知らない部分がある。キリスト教の信仰と医学の面である。そこから迫るなら、また別な服部ケサ像が立ち上がるだろう。私の年代では、服部ケサ時代の不治の病であったハンセン病の病状を既に知らない。知らないから当時の状況を知るには想像するしかない、と思ってきた。現在は想像するしかないとさえ思わないところに来ているように思う。それは人類にとってとても幸せなことである。過去、病者に限らずハンセン病に関わった方々もきっとそう思うだろう。だが歴史を忘れてもいいということではない。精神の輝きを伴った、肉体も精神もギリギリのところで生きた人々を心に留めることは私たちを深く高くしてくれるだろう。

多くの方々に導かれて本書は出来た。ご遺族服部新市氏ご夫妻、ご子息英治氏、同じく晶三氏ご夫妻からの日記、また服部晶夫氏から託された書簡、これらの資料を使わせていただいた。大平馨医師は全生園で働かれた看護師たちの話を聞く機会を作り、沖縄愛楽園で働かれた知念芳子看護師を紹介して下さった。沖縄で知念看護師から三上チヨの話を伺った。草津町の横山秀夫氏は服部ケサと妹テイ・水野仙子をそれぞれに追うことを助言して下さった。加藤三郎氏はずっと見守っていて下さった。お名前を挙げきれないあの方この方が浮かんでくる。利用させていただいた図書館も多い。書いたものを本の形にして下さった幻戯書房の田尻勉氏には編集とはこういうことかと教えられた。

お名前を挙げた方々は多く故人となられた。このように導いて下さった方々に感謝を持って深く御礼を申し上げる。楽泉園で知り合った方々は次第に減り、とうとうお訪ね出来る方もいなくなった。

二〇二二年十月

参考文献

◆服部ケサ　原本

日記　明治36年～明治37年（一九〇三―四）
　大正３年（一九一四）〔三上チヨ日記を含む〕
　大正６（一九一七）、10、11、12年（一九二一―三）
医学ノート
書簡
アルバム
服部躬治書簡

◆単行本

『服部ケサ　草津聖バルナバ医院時代日記』（大正6年～大正13年）　一九八一　栗生楽泉園高原編集部
『鈴蘭村　―ライに奉仕する三上千代女史の愛の伝記―』　藤本浩一　一九六八　博進堂
『御座の湯口碑』山本よ志朗・加藤三郎　一九七二　御座の湯口碑刊行協力委員会
『湯之沢聖バルナバ教会史』湯之沢聖バルナバ教会編　一九八二　日本聖公会・聖慰主教会
『八十年を省みて』山中政三　一九六九　私家版
『風雪の紋　―栗生楽泉園患者50年史―』　栗生楽泉園患者自治会編　一九八二
『服部ケサ　須賀川時代日記』　武田房子編　一九八二年　私家版
『須賀川市史　三　―近世―』須賀川市教育委員会　一九八〇

『須賀川市史 四 ―近代現代1―』同 一九七五
『須賀川市史 七 ―文化と生活―』同 一九七八
『須賀川郷土読本』菅野健 猪狩紀元編 一九三八 須賀川第一尋常高等小学校・須賀川第二尋常小学校
『福島百年の先覚者』福島県総務部文書広報課編 一九六九 福島県
『新庄市史 四 ―近現代―』新庄市 一九九六
『山形県史 第四巻』山形県 一九八四
『山形市史 下巻 ―近現代―』山形市 一九七五
『鶴岡市史 中巻』鶴岡市 一九七五
『諏訪市史 下巻 ―近現代―』諏訪市 一九七六
『近代日本看護史 Ⅰ～Ⅳ』亀山美知子 一九九七（三刷） ドメス出版
『看護史（新版看護学全書別巻 七）』亀山美知子 一九九八（八刷） メヂカルフレンド社
『大風のように生きて―日本最初の看護婦大関和物語―』亀山美知子 一九九二 ドメス出版
『福島県看護史』日本看護協会福島県支部 一九八六
『東京女子医科大学八十年史』東京女子医科大学 一九八〇
『流れのほとりに―遊佐敏彦の証―』大塚茂幸編 一九八六 信愛保育園
『キリストの新精神 ―日本と世界―』富永徳磨 一九七〇 新教出版社
『富永徳磨先生記念文集』富永徳磨先生記念文集編集委員会 一九五五 富永会
『懐旧九十年』石黒忠悳 一九八三 岩波文庫
『日赤の創始者 佐野常民』吉川龍子 二〇〇一 吉川弘文館
『回春病室 ―救ライ五十年の記録―』光田健輔 一九五〇 朝日新聞社
『愛生園日記 ―ライとたたかった六十年の記録―』光田健輔 一九五八 毎日新聞社
『救癩の父 光田健輔の思い出』桜井方策編 一九七四 ルガール社
『光田健輔と日本のらい予防事業 ―らい予防法五十周年記念―』藤楓協会 一九五八
『回顧五十年』林芳信 一九七九 林芳信先生遺稿記念出版会
『らい医学の手引き』「らい医学の手引き」刊行会 一九七四（二刷） 克誠堂出版

『ハンセン病診断・治療指針』厚生省　一九九七　藤楓協会
『らい看護から』河野和子・外口玉子編　一九八〇　日本看護協会出版会
『癩患者の告白』内務省衛生局編　一九二三〔『近現代日本ハンセン病問題資料集成　二』二〇〇二　不二出版〕
『大正デモクラシー』成田龍一　二〇一八（十四刷）　岩波新書
『大正デモクラシーと女性』井出文子・江刺昭子　一九七七　合同出版
『らい予防法廃止の歴史　―愛は打ち克ち城壁崩れ陥ちぬ―』大谷藤郎　一九九六　勁草書房
『日本の庶民仏教』五来重　一九八五　角川書店
『文学と民俗を語る』五来重　一九九五　角川書店
『日本ファシズムと医療　―ハンセン病をめぐる実証的研究―』藤野豊　一九九三　岩波書店
『日本科学技術史大系　24　―医学Ⅰ―』日本科学史学会編　一九六五　第一法規出版
『財団法人泉橋慈善病院三十年略誌』一九三九
『三井記念病院　―百年のあゆみ―』三友新聞社編　二〇〇九　社会福祉法人三井記念病院
『ハンセン病と女医服部けさ―救らいの女神―』最上二郎　二〇〇四　歴史春秋出版
『ハンセン病報道は真実を伝え得たか』末利光　二〇〇四　社団法人ＪＬＭ
『増補　日本らい史』山本俊一　一九九七　東京大学出版会
『医制百年史』厚生省医務局編　一九七六　ぎょうせい
『国立療養所史　らい編』国立療養所史研究会編　一九七五　厚生省医務局国立療養所課
『現代日本医療史』川上武　一九六五　勁草書房
『日本社会福祉史』池田敬正　一九八六　法律文化社
『昭和社会事業史』吉田久一　一九七一　ミネルヴァ書房
『現代社会事業史研究』吉田久一　一九七九　勁草書房
『社会福祉の形成と課題』吉田久一　一九八一　川島書店
『昭和社会事業史への証言』吉田久一・一番ヶ瀬康子　一九八二　ドメス出版
『日本の社会福祉思想』吉田久一　一九九四　勁草書房
『日本社会事業年鑑』大原社会問題研究所編　一九二〇　同人社書店

『日本近代法体制の形成 上巻』福島正夫編 一九八一 日本評論社
『日本近代法史』井ケ田良治ほか 一九八二 法律文化社
『近代下層民衆生活誌 1 ―貧民街―』〔「どん底の人達」一九二八 所収〕草間八十雄 一九三九〔磯村英一監修 一九八七 明石書店〕
『貧民の帝都』塩見鮮一郎 二〇〇八 文春新書
『足跡は消えても ―ハンセン病史上のキリスト者たち―』森幹郎 一九九六 ヨルダン社
『瀬戸のあけぼの』小倉渓水(兼治) 一九五九 基督教文書伝道会
『飛騨に生まれて ―宮川量遺稿集―』宮川量 一九七七 名和千嘉
『もう一つのハンセン病史―山の中の小さな園にて／元身延深敬園長綱脇美智さんに聞く―』加藤尚子 二〇〇五 医療文化社
『ユーカリの実るを待ちて ―リデルとライトの生涯―』志賀一親・内田守編 一九九〇〔一九七六の復刊〕リデル・ライト記念老人ホーム
『ハンナ・リデル ―ハンセン病救済に捧げた一生―』ジュリア・ボイド(吉川明希訳) 一九九五 日本経済新聞社
『ハンナ・リデルと回春病院』猪飼隆明 二〇〇五 熊本出版文化会館
『野に咲くベロニカ』林富美子 一九八一 小峯書店
『門は開かれて ―らい医の悲願 四十年の道―』犀川一夫 一九八九 みすず書房
『隔ての海の岸辺で―長島愛生園便り―』尾崎元昭 二〇〇九 榕樹書林
『癩者の生 ―文明開化の条件としての―』澤野雅樹 一九九四 青弓社
『ハンセン病の社会史 ―日本「近代」の解体のために―』田中等 二〇一七 彩流社
『カラカウア王のニッポン仰天旅行記』W・N・アームストロング(荒俣宏・樋口あやこ訳) 二〇〇〇 小学館文庫
『知って役立つキリスト教大研究』八木谷涼子 二〇〇一 新潮 OH! 文庫
『教派別日本基督教史』櫻井匡 一九三三 隆章閣
『日本基督教徒名鑑』谷竜平編 一九一四 中外興信所
『日本キリスト教歴史大事典』同編集委員会 一九八八 教文館
『ハワイの歴史と文化 ―悲劇と誇りのモザイクの中で―』矢口祐人 二〇〇二 中公新書

『ハワイ王朝最後の女王』猿谷要　二〇〇三　文春新書
『行こかメリケン、帰ろかジャパン―ハワイ移民の100年―』牛島秀彦　一九七八　サイマル出版会
『甘さと暴力―砂糖が語る近代史―』シドニー・W・ミンツ（川北稔・和田光弘訳）一九八八　平凡社
『ハワイ出稼人名簿始末記―日系移民の百年―』山崎俊一　一九八五　日本放送出版協会
『ハワイ移民の社会史』ロナルド・タカキ（富田虎男・白井洋子訳）一九八六　刀水書房
『近代世界システムⅠⅡ』I・ウォーラーステイン（川北稔訳）一九八一　岩波現代選書
『カメハメハ―戦国のハワイに生きた風雲児―上・下』小平豊　一九九七　同時代社
『ハワイイ紀行』池沢夏樹　二〇〇〇　新潮文庫
『太田正雄先生（木下杢太郎）生誕百年記念会文集』一九八六
『木下杢太郎全集　第25巻』一九八三　岩波書店
『「隔離」という病い―近代日本の医療空間―』武田徹　一九九七　講談社選書メチエ
『若き日の国木田独歩―佐伯時代の研究―』小田茂樹　一九九三（一九五九の復刻）日本図書センター
『八木重吉全集　第3巻』一九八二　筑摩書房
『水野仙子―理智の母親なる私の心―』武田房子　一九九五　ドメス出版
『コンウオール・リー女史の生涯と偉業』貫民之介　一九五四　コンウオール・リー伝記刊行会
『かあさま―リー教母喜寿祝賀記念録―』（注釈付復刻版）日本聖公会北関東教区聖バルナバミッションとリー女史記念事業推進委員会　二〇一一
『（続々）社会事業に生きた女性たち―その生涯としごと―』五味百合子　一九八五　ドメス出版
『ハンセン病とキリスト教』荒井英子　一九九六　岩波書店
『草津「喜びの谷」の物語―コンウォール・リーとハンセン病―』中村茂　二〇〇七　教文館
『英国女性宣教師メアリー・H・コンウォール・リー―ラブロマンス作家からハンセン病者救済活動家へ―』青山静子　二〇一二　ドメス出版
『イギリスの大学―その歴史と生態―』V・H・H・グリーン（安原義仁・成定薫訳）一九九四　法政大学出版局
『草津温泉史話』川合勇太郎　一九六六　太平出版
『倶会一処―患者が綴る全生園の七十年―』多磨全生園患者自治会　一九七九　一光社

『望郷の丘 ―多磨盲人会創立20周年記念誌―』多磨盲人会記念誌編纂委員会 一九七九 多磨盲人会
『ある群像 ―好善社100年の歩み―』好善社 一九七八 日本基督教団出版会
『閉ざされた島の昭和史―国立療養所大島青松園入園者自治会五十年史―』大島青松園入園者自治会 一九八一
『名もなき星たちよ ―今は亡き病友らに捧げる／星塚敬愛園五十年史―』星塚敬愛園入園者自治会 二〇〇四(再販)
『恵みに生かされて ―国立療養所星塚敬愛園恵生教会創立五十周年記念誌―』星塚敬愛園キリスト教恵生教会 一九八六
『光仰ぐ日あるべし ―南島のハンセン病療養所の五〇年―』国立療養所奄美和光園 一九九三 柏書房
『自治会50年史』自治会50年史編纂委員会編 一九七六 国立療養所菊池恵楓園患者自治会
『命ひたすら ―療養50年史―』国立療養所沖縄愛楽園入園者自治会 一九八九
『開園50周年記念誌』国立療養所沖縄愛楽園編 一九八八
『秘境を開く ―そこに生きて七十年―』松丘保養園七十周年記念誌刊行委員会 一九七九 北の街社
『全患協運動史 ―ハンセン氏病患者のたたかいの記録―』全国ハンセン氏病患者協議会 一九七七 一光社
『復権への日月』全国ハンセン病療養所入所者協議会編 二〇〇一 光陽出版社

◆その他 〔雑誌および明治・大正・昭和の文献は元号を記し（ ）内に西暦を記した〕

『古今』 明治34年(一九〇一)2月号
『あまびこ』第二集 明治37年(一九〇四) 蘋社
服部ケサ「都の姉の許へ」『第七明治才媛文集』明治38年(一九〇五)
服部ケサ「よせあつめ」「日記の一節」『第九明治才媛文集』明治38年
服部ケサ「病院の一夜」『女子文壇』明治38年11月号
服部ケサ「浜の一日」『第十一明治才媛文集』明治39年(一九〇六)
杉田鶴子「関西女医会総会の記」／「日本女医会第四回総会」〔すみ子記〕『日本女医会雑誌』18号 大正11年(一九二二)
服部けさ子「湯之沢に来て ―人その友の為に生命を捨つるこれより大なる愛はなし―」 同19号 大正11年
藤沢かめの「故服部けさ姉のことども」 同24号 大正12年(一九二三)
多川澄「日本女医五十年史」『医事公論』１５８５号 昭和18年(一九四三)

多川澄「救癩に生涯をかけた女医　服部けさ子女史」『日本医事新報』昭和27年（一九五二）6月号
『医事公論』1381、1387号　昭和14年（一九三九）
安倍千太郎「明星団とは何ぞや」『聖潔之友』大正8年（一九一九）8月20日
山崎裕二「近代看護史のなかの男性看護者①—⑤」『日赤武蔵野女子短大紀要』8～11号　一九九五—八
窪田暁子「草津聖バルナバミッションの理念と事業」『東洋大学社会学部紀要28（2）』一九九一
櫻井方策「ナイチンゲール賞を貰った三上千代さん救癩四十年史」『愛生』昭和32年9、12月号、33年1、2月号
（一九五七—八）
三上千代「服部女史のおもひで」『山桜』昭和9年12月号、昭和10年3、4月号（一九三四—五）
三上千代「出戻りの記」『多磨』昭和38年5、7、8・9月合併号、同39年3～10月号（一九六三—四）
三上千代「一つの旅路」『婦人之友』昭和32年（一九五七）9、10月号
「癩園の天使」『主婦之友』昭和24年（一九四九）2月号
小林茂信「服部けさ子伝」『高原』昭和48年（一九七三）4月号
「特集　湯の沢を語る」『高原』昭和40年（一九六五）12月号
杉田鶴子他「全生園を訪ふ　三上女史慰問の為の座談会」『日本女医会雑誌』65号　昭和10年（一九三五）
加藤三郎「安中五郎次翁」『高原』昭和59年（一九八四）4月号
霜崎清・井上謙「湯之沢60年史稿」『レプラ』昭和16年（一九四一）12月号
井藤信祐「貧しく、清く—三上チヨさんのこと—」『JLM』549号　昭和53年（一九七八）
神崎博「山形六日町教会略史」（稿）一九九〇～二年頃
「草津湯の沢ハンセン病自由療養地の研究」I～Ⅳ（森修一・加藤三郎・横山秀夫・田中梅吉・兼田繁）『ハンセン病学会
雑誌』72—73巻　二〇〇三—四
森修一「湯の沢部落と日本のハンセン病政策」『現代思想』平成15年（二〇〇三）11月号
窪田静太郎「癩予防制度創設の当時を回顧す」『社会事業』昭和8年（一九三三）8月号
服部直人「父服部躬治の歌　一—二」『水甕』昭和12年（一九三七）1、2月号
『中外医事新報』813号　大正3年（一九一四）
『中外医事新報』697号　明治42年（一九〇九）

『中外医事新報』８２２号　大正３年（一九一四）
『日本医事週報』９３３号　大正２年（一九一三）
丸山幸子「服部けさ子の投書家時代」『文学パンフレット』12号　一九九〇
『東京日々新聞』大正３年（一九一四）３月19日
『日本女医会雑誌』26号　大正12年（一九二三）

武田房子（たけだ　ふさこ）
一九四八年、福島県白河市生まれ。女性史研究家。福島大学卒業後、教職に就く。のち退職。著書に、『水野仙子』（ドメス出版）がある。

ハンセン病最初の女性医師　服部ケサ　鈴蘭医院へ

二〇二二年十一月十五日　第一刷発行
二〇二三年一月三十日　第二刷発行

著者　武田房子
発行者　田尻勉
発行所　幻戯書房
郵便番号一〇一－〇〇五二
東京都千代田区神田小川町三－十二
電話　〇三－五二八三－三九三四
FAX　〇三－五二八三－三九三五
URL　http://www.genki-shobou.co.jp/

印刷・製本　中央精版印刷

ISBN978-4-86488-259-0　C0095